天天健康

◎ 10分钟快速祛病 ◎

一用就灵治病特效穴

孙呈祥◎主编

U0246965

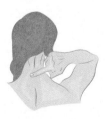

山西出版传媒集团
山西科学技术出版社

图书在版编目(CIP)数据

一用就灵治病特效穴/孙呈祥主编.—太原：山西科学技术出版社，2014.7（2024.10重印）

（天天健康·10分钟快速祛病）

ISBN 978-7-5377-4856-8

Ⅰ.①一… Ⅱ.①孙… Ⅲ.①穴位按压疗法 Ⅳ.①R245.9

中国版本图书馆CIP数据核字（2014）第124253号

10分钟快速祛病

一用就灵治病特效穴

YI YONG JIU LING ZHIBING TEXIAO XUE

主　编	孙呈祥		
出版策划	阎文凯	责任编辑	杨兴华
文图编辑	王介平	美术编辑	吴金周

出　　版　山西出版传媒集团·山西科学技术出版社
　　　　　（太原市建设南路21号　邮编：030012）

发　　行　山西出版传媒集团·山西科学技术出版社
　　　　　（电话：0351－4922121）

印　　刷　天津市光明印务有限公司

开　　本　787毫米×1092毫米　1/32　印张：8

字　　数　150千字

版　　次　2014年7月第1版

印　　次　2024年10月第5次印刷

书　　号　ISBN 978-7-5377-4856-8

定　　价　39.00元

如发现印、装质量问题，影响阅读，请与发行部联系调换。

⟩前言⟨

　　你是否久坐之后腰椎、颈椎出现酸痛感？你是否知道运动也会造成损伤？你是否想快速找到解决身体不适的方法？如果老中医告诉你，通过指压穴位就可以滋养全身，这个方法你会使用吗？你是否又会因经络理论的高深、按摩手法的繁复、找准穴位的困难，而无从下手？

　　如何借助穴位疏通经络来防病治病，如何记得住、按得准，从而有效地通过穴位来实施保健及治病的作用呢？如果你还为这些问题而困惑，快来看看这本书吧。本书作者有多年的行医经验，手把手传授你一学就会、一用就灵的指压穴位法，让你快速找准穴位，又灵活地使用好穴位。

　　每个人都知道，不好的生活习惯会导致疾病发生。小到毛发，大到内脏，每一处的疼痛，可能都会让我们的生活变得苦不堪言。身体发出的求救讯号，我们可以在穴位中找到蛛丝马迹。有时候，我们倾听来自身体的声音，可能比机器更灵敏。

　　穴位可以较为直观地反映我们的身体情况。平时，我们可以通过对穴位的刺激，使人体阴阳平衡，天人相应，进而达到治病和养生保健的目的。万病由心造。按穴的过程，既是静心的过程，也是省心的过程。静静地按，按的本身就有养息调气的效果。

从头到脚的养生穴位，蕴含着代代相传的保健祛病妙法。本书精选了人体12条正经和任督脉上的150多个特效穴位，从最基本的穴位手法入手，将神秘、深奥的中医按摩理论简单易懂地呈现出来，循序渐进地告诉你如何进行按摩才能达到防病祛疾、保健养生的目的，解除潜藏在身体里的警报。本书图文并茂、轻松活泼的形式，更有利于你阅读与学习，让你及你身边的人都成为健康的主人。

穴位恰似随身携带的药囊，人体的每一个穴位如一味中药，特效穴位如同祛病保健的特效药方，而这种常见的非药物绿色保健法，越来越被现代人当作祛病健身的法宝。活到天年的健康秘密，就藏在你自己的身体里，安全有效的穴位按摩法，不论何时何地，都可以有效运用。掌握了经络养生的学问，掌握了一用就灵的穴位保健法，让你省钱省力又省心，养生祛病变得如此简单。

第一章
指压穴位修复身体正能量
1

第二章
头、面部特效保健祛病穴
19

第三章

颈、肩、胸、腹部特效保健祛病穴

63

第四章

背、腰、臀部特效保健祛病穴

99

第五章
上肢特效保健祛病穴
145

指压穴位

修复身体正能量

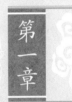

第一章

解密人体健康经络地图

经络是人体气血运行、联系脏腑和体表及全身各部位的通道，是人体功能的调控系统。经络学是人体针灸和按摩的基础，是中医学的重要组成部分。

神秘的经络

"经"，即"径"，意思是"纵线"，有路径的意思，主要是指经络系统中的主要路径。这些路径存在于机体内部，贯穿上下，沟通内外。"络"的原意是"网络"，简单说就是"主路"分出的"辅路"，它们存在于机体的表面，纵横交错，遍布全身。

经络系统的组成

经络系统由经脉和络脉组成，经脉包括十二经脉、奇经八脉以及附属于十二经脉的十二经别、十二经筋、十二皮部；络脉包括十五络脉和难以计数的浮络、孙络等。

※ 十二经脉

十二经脉是经络系统的主体，又称"正经"。十二经脉分为手三阳经、手三阴经、足三阳经和足三阴经，其名称分别为手阳明大肠经、手太阳小肠经、手少阳三焦经、手太阴肺经、手厥阴心包经、手少阴心经、足阳明胃经、足太阳膀胱经、足少阳胆经、足太阴脾经、足少阴肾经、足厥阴肝经。它们分别与各自相表里的脏或腑相互联系。

※ 奇经八脉

指别道奇行的经脉，包括督脉、任脉、冲脉、带脉、阴维脉、阳维脉、阴跷脉、阳跷脉8条。这8条经脉"别道奇行"，不隶属于十二脏腑，也无相表里的经脉络属，奇经八脉中的任脉和督脉，都有固定的穴位，与十二经脉一起合称为"十四经"，是经络系统的主要部分。

※ 十五络脉

十二经脉和任、督二脉各别出一络，加上脾之大络，共计15条，称为十五络脉。十二正经的络脉从本经发出，走向相表里的经脉，即阴经的络脉走向阳经，阳经的络脉走向阴经。脾之大络散布胸胁，任脉的络脉散布腹部，督脉的络脉联络足太阳经。

※ 十二经别

十二经别是十二正经离、入、出、合的别行部分，是正经深入体腔的分支，汇合成六组，称为"六合"。

※ 十二经筋

十二经筋是十二经脉的"经气"输布于筋肉骨节的体系，是附属于十二经脉的筋肉系统。

※ 十二皮部

十二皮部是十二经脉功能活动反映于体表的部位。

了解随身药囊——身体穴位

经络、穴位是人体的"随身御医"。头痛、发热是疾病中常见的症状。有时这些症状去医院检查算不上疾病，但是它们的存在确实会使身体不舒服。如果我们掌握了经络、穴位，就能随时随地解决它。利用经络、穴位解决日常一些疾病，不但效果显著，而且实施起来方便、快捷，往往具有手到病除的效果，因而称其为人体的"随身御医"一点都不为过。

穴位是人体的随身御医

经络，这个中国古人发现的贯穿人体的神秘"通道"，深深地吸引着当代人。那么，什么是经络呢？下面，将人体比作地球来说明这个问题。地球上有经线和纬线，相应地，人体上有纵行的经脉和行走其间起到联络经脉作用的络脉，经脉与络脉相互交织，共同构成了人体的经络系统。人体上的穴位就如同地球上的河流、湖泊。地球上的河流、湖泊，星罗棋布，滋养着山川树木，有了河流、湖泊的滋润，地球上的生命才能欣欣向荣，人类居住的环境才能美好。

穴位，是人体脏腑经络之气输注出入的特殊部位，既是疾病的反应点，又是针灸临床的刺激点。人体腧穴各有自己的位置。同样地，穴位分布于人体的各个部位，气血津液运行其间，起到滋养人体脏腑、肌肉、骨骼、筋脉的作用，穴位里的气血津液充足，人的生命才能欣欣向荣。

🦋 神奇的穴位

腧穴是人们在长期的医疗实践中发现的治病部位，是人体脏腑、经络之气输注于体表的特殊部位，又称为穴位。腧穴的形成和发展共分为三个阶段。

※ 第一阶段

远古时期，当人体某一部位或脏器发生疾病时，在病痛局部针刺、叩击、按摩、火灸，发现可减轻或消除病痛，这就是中医理论中的"以痛为腧"。这种"以痛为腧"所认识的腧穴，是认识腧穴的第一阶段，即无定位、无定名阶段。

※ 第二阶段

当人们对体表施术部位及其治疗作用的了解逐步深入，积累了较多的经验时，发现有些腧穴有确定的位置和主治的病症，并给予位置的描述和命名，这是腧穴发展的第二阶段，即定位、定名阶段。

※ 第三阶段

随着对经络以及腧穴主治作用认识的不断深化，古代医家对腧穴的主治作用进行了归类，并与经络相联系，说明腧穴不是体表孤立的点，而是与经络脏腑相通的。通过不断总结、分析归纳，逐步将腧穴分别归属各经。这是腧穴发展的第三阶段，即定位、定名、归经阶段。

《黄帝内经》论及穴名约160个，并有腧穴归经的记载。晋代《针灸甲乙经》记载全身经穴名349个，除论述了腧穴的定位、主治、配伍、操作要领外，还对腧穴的排列顺序进行了整理，为腧穴学理论和临床应用做出了重要贡献。北宋王惟一对腧穴重新进行了考证，撰写了《铜人腧穴针灸图经》，详载了354个腧穴，并铸造铜人两具，铜人外刻经络腧穴，内置脏腑。元代滑寿所著《十四经发挥》记载经穴也为354个，并将全身经穴按循行顺序排列，称"十四经穴"。明代杨继洲的《针灸大成》记载经穴359个，并列举了辨证选穴的范例，充实了针灸辨证施治的内容。清代李学川的《针灸逢源》定经穴361个，并沿用至今。2006年12月1日实施的中华人民共和国国家标准《腧穴名称与定位》将印堂穴归入督脉，使经穴数目增加到362个。

穴位是如何分类的

人体的腧穴有很多，腧穴之间不是彼此孤立，而是互相联系的。作用是多方面的，不是单一的。将具有共性的腧穴加以系统分类，大体可分为十四经穴、奇穴、阿是穴三类。

※ 十四经穴

又称"经穴"，指分布在十二经脉和任、督两脉上的腧穴，主治本经病症，是腧穴中最主要的部分。

※ 奇穴

既有一定的穴名，又有明确的位置，但尚未列入十四经系统的腧穴，因此也叫作"经外奇穴"。奇穴的分布比较分散，对某些病症有一定的特异性治疗作用，如太阳穴治头痛、阑尾穴治阑尾炎等。

※ 阿是穴

俗称"压痛点"，古代叫作"以痛为腧"。它既无具体名称，也没固定位置，而是以压痛点或阳性反应点作为腧穴，实际上是尚未命名的腧穴，是经穴产生的基础。

✖ 穴位中的特定穴

※ 原穴

原穴是脏腑原气输注经过和留止于十二经脉四肢部的12个腧穴。原穴与脏腑之原气有着密切的联系，《难经·六十六难》说："三焦者，原气之别使也，主通行三气，经历于五脏六腑。"三焦为原气之别使，三焦之气源于肾间动气，输布全身，调和内外，宣导上下，关系着脏腑气化功能，而原穴正是其所流注的部位。因此，原穴主要用于治疗相关脏腑的疾病，也可协助诊断。

※ 络穴

络穴是十五络脉从经脉分出之处的15个腧穴。十二经的络穴皆位于肘膝关节以下，加上任脉络穴鸠尾位于腹部，督脉络穴长强位于尾骶部，脾之大络大包位于胸胁部。络穴是络脉从本经别出的部位，络穴除可治疗其络脉的病症外，由于十二络脉具有加强表里两经联系的作用，因此，络穴又可治疗表里两经的病症，如肝经络穴蠡沟，既可治疗肝经病症，又可治疗胆经病症；同样胆经络穴光明，既可治疗胆经病症，又可治疗肝经病症。络穴的作用主要是扩大了经脉的主治范围。

※ 背俞穴

背俞穴是脏腑之气输注于背腰部的12个腧穴，位于背腰部足太阳膀胱经的第一侧线上，大体依脏腑位置的高低而上下排列。募穴是脏腑之气结聚于胸腹部的腧穴，均位于胸腹部有关经脉上，其位置与其相关脏腑所处部位相近。由于背俞穴和募穴都是脏腑之气输注和汇聚的部位，在分布上大体与对应脏腑所在部位的上下排列相接近，因此，主要用于治疗相关脏腑的病变。

※ 郄穴

郄穴是各经经气深聚的部位，共16个腧穴，多分布在四肢肘膝关节以下。郄穴是治疗本经和相应脏腑病症的重要穴位，尤其在治疗急症方面有独特的疗效。如急性胃脘痛，取胃经郄穴梁丘；肺病咯血，取肺经郄穴孔最等。脏腑疾病也可在相应的郄穴上出现疼痛或压痛，有助于诊断。

好学易做快速定位取穴法

以简单可行的方法，通过手指、身体、姿势等易于操作且准确定位的比例，可快速找穴、取穴定位。

简便取穴法

简便取穴法是一种简便易行的取穴定位方法。如立正姿势，手臂自然下垂，中指指端在下肢所触及处为风市穴，两手虎口自然平直交叉，一手食指压在另一手腕后高骨的上方，其食指尽端到达处为列缺穴等。

手指同身寸定位法

患者自己手指的宽度作为标准来对自己测量并取穴的方法。因为人的手指与身体其他部分有一定的比例，故临床上用患者的手指比量取穴。一般规定食、中、无名和小指伸直并拢时，大拇指的宽度为1寸；以患者中指中节桡侧两端纹头（拇、中指屈曲成环形）之间的距离作为1寸；食指、中指、无名指并拢，其横宽面约为2寸。

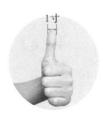
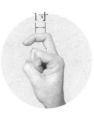
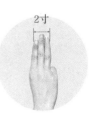

拇指同身寸　　　　中指同身寸　　　　横指同身寸

自然标志取穴法

根据人体自然标志而定取穴位的方法称"自然标志取穴法"。人体自然标志有两种，一种是不受人体活动影响而固定不移的标志；另一种是需要采取相应的动作姿势才会出现的标志：包括皮肤的皱襞、肌肉部的凹陷、肌腱的暴露处以及某些关节间隙等，称为"活动标志"。

通过体表标志寻找穴位

以人体体表的各种解剖标志作为依据而取穴的方法。

1.头部以五官、眉毛和发际为标志。如在两眉之间取印堂穴。

2.背部以脊椎棘突和肋骨等为标志。如肋弓下缘水平相当于第2腰椎；第7颈椎和第1胸椎之间取大椎穴。

3.胸腹部以乳头、胸骨剑突和脐孔等为标志。如剑突与脐连线中点取中脘；两乳头之间是膻中穴。

4.四肢以关节、骨踝为标志，如阳陵泉穴在腓骨小头前下方等。

利用特殊姿势定位置

特殊姿势取穴定位是以被按摩者处于某种特殊姿势时所出现的标志作为取穴的依据。如曲池穴在屈肘时的肘横纹外侧端后5分处；解溪穴在足背屈时足背与小腿交界处的两筋之间；曲泉穴在屈膝时膝内侧的横纹端取之。

手到病自除的12种按摩手法

通 过有效的正确的按摩手法，利用人体头部、手部、胸部、腰部、腿部等特效穴位来防病、治病。

按法

用手指、手掌、肘或足按压身体某一部位的一种手法。按压的深度可浅到肌肉，也可深达骨骼、关节、内脏。按压的方向要垂直，按压的力度要由轻到重，有节奏地按压。按法分为指按、掌按、肘按、踩压4种操作法。

指按法

用拇指指腹按压，多用于穴位的按摩，按压的力量以有发胀、发酸的感觉为度。

掌按法

用掌心或掌根按压，多用于面积较大的部位，如腰、背、腹部。

▼指按法

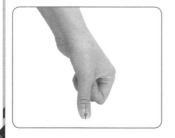

▼掌按法

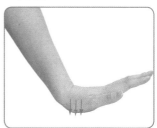

※ 肘按法

用屈肘的顶部按压，多用于软组织丰满的深在部位，如腰、臀部或大腿等。

※ 踩压法

用足踩压的一种按法，用于腰、臀、大腿等部位。

▼ 肘按法

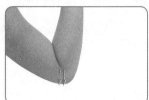

▼ 踩压法

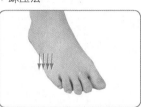

❀ 揉法

用手指螺纹面、掌根、掌面或大鱼际定于穴位上，做轻柔缓和的回旋揉动。

※ 指揉法

用拇指指腹或食指、中指指腹揉动体表的穴位。

※ 掌根揉法

用手掌掌根在体表的腰、腹、四肢等处揉动。

※ 大鱼际揉法

用大鱼际揉动体表的方法。

▼ 指揉法

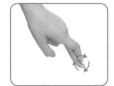

▼ 掌根揉法

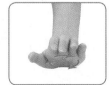

▼ 大鱼际揉法

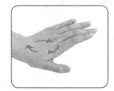

🦋 摩法

以掌面或指面附着于穴位表面，用腕关节连同前臂做顺时针或逆时针环形有节律的摩动。此法应缓慢柔和。

※ 指摩法

常用于眼睛周围。

▼指摩法

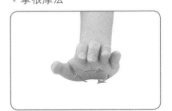

※ 掌摩法

常用于腹部。

※ 掌根摩法

常用于头、背、腰、臀部。

▼掌摩法

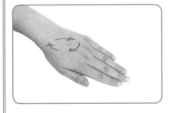

▼掌根摩法

🦋 拿法

用拇指与中指、食指或拇指与其余四指形成弧形（如对拿内关、外关穴），做对称用力、一松一紧的拿按动作。常用于四肢部的穴位。有疏通经络、调和阴阳、祛风散寒的作用。

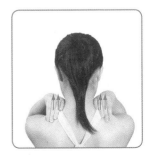

擦法

用掌根或大、小鱼际或四指并拢，着实于一定部位上，沿直线做上下或左右擦动。擦法可分为掌擦、大鱼际擦和侧擦3种，有益气养血、活血通络、宽胸理气、疏肝解郁、祛风除湿、温经散寒的作用。

※ 掌擦法

手掌伸直，用掌面紧贴于皮肤，做上下或左右方向的连续不断的直线往返摩擦。适用于肩背、胸腹等面积较大而又较为平坦的部位。

※ 大鱼际擦法

掌指并拢微屈，用大鱼际及掌根部紧贴皮肤，做直线往返摩擦。本法接触面积较小，适用于四肢部。

※ 侧擦法

手掌伸直，用小鱼际紧贴皮肤，做直线往返摩擦。适用于肩背、腰骶及下肢部。

▼ 掌擦法

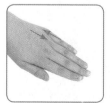

▼ 大鱼际擦法

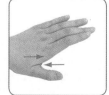

▼ 侧擦法

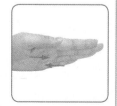

推法

最常用的手法之一，方式很多，主要有以下两种。

※ 一指禅推法

又叫指推法。用拇指
的指峰着力于治疗的部位或
穴位上，沉肩垂肘，以腕关
节为主动，做往返不断地有
节律的摆动，多用于头部和
腹部，有理气活血、通经活
络、消肿止痛的作用。

▼ 一指禅推法

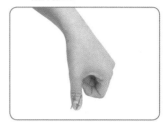

▼ 掌推法

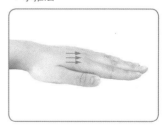

※ 掌推法

用一手掌或双手掌紧贴
皮肤，向前推挤肌肉，有行
气活血、解痉止痛的作用。

击法

用掌根或大、小鱼际或拳叩击体表，往往两手同时叩
击，有舒筋活络、调和气血、缓解肌肉痉挛等作用。

▼ 掌根击法

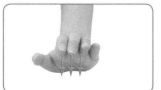

▼ 侧击法

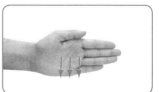

▼ 合掌击法

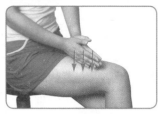

▼ 拳击法

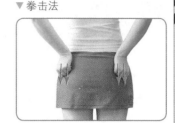

搓法

手指并拢，双手掌面
夹住下肢，由上向下搓，或
按于某一部位做上下或往返
搓揉。搓法常与擦法结合，
如搓擦涌泉穴，具有疏通经
络、行气活血、舒松肌肉等
作用。

▼ 搓法

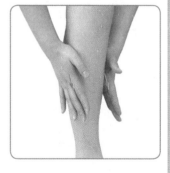

点法

用指端或器具尖端，固定于体表某个部位或穴位上
点压的方法，适用于四肢和腰背、臀部穴位，分为拇指点
法、屈指点法和三指并点法，有疏通经脉、祛风散寒、开
导闭塞等作用。

※ 拇指点法

用拇指指端着力点穴位，点按时拇指与施术部位呈80°。

※ 屈指点法

用掌指关节背侧面凸起处点穴的方法。

※ 三指并点法

用三指点体表某部的方法，即食、中、无名指指端并拢，用指端点压于经络上，定而不移。

▼拇指点法　　　▼屈指点法　　　▼三指并点法

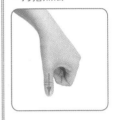 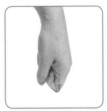 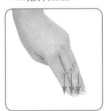

✿揪法

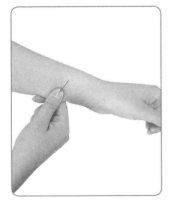

▼揪法

用拇指与食指指腹，或食指第二节侧面，或食指、中指指腹对合呈钳状，夹捏住皮肉、肌筋，捏而提起，随即使肌筋滑脱离去，并使之"咯咯"作响。快速提捏，快速滑脱，如此反复操作，以局部呈紫红色或潮红色为度。此法有清热解表、疏通经络、引邪外出、祛风散寒等作用。

❀ 啄法

用双手或单手，手指自然屈曲，指端并齐，以诸指端为着力点，以腕部自然地上下屈伸摆动，使指端着力于施术部位的经脉、穴位上啄击，犹如鸟类啄食。轻啄偏于兴奋，重啄偏于抑制。此法有通经活络、祛风散寒等作用。

❀ 拍法

手指并拢，拍打身体某部位。其力量根据部位的不同而定，如头、颈部宜轻，腰臀及下肢宜重，适用于身体各部位，有疏通经络、活血化瘀、通调全身气血等作用。

❀ 刮法

左、右手食指屈成弓状，以食指的内侧面紧贴某一穴位或部位，向旁边刮抹，常用于眼周部位和额部，有疏通局部气血、醒脑明目等作用。

▼ 啄法
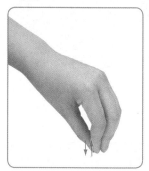

▼ 拍法
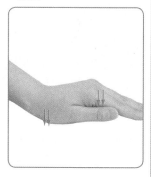

▼ 刮法
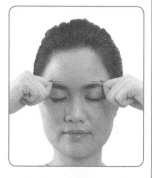

头、面部

特效保健祛病穴

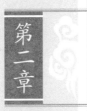

第二章

百会穴——紧急救治高血压危象

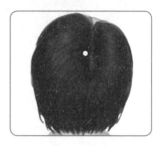

百会穴，又叫"巅上"、"天满"，归属督脉。正坐位，于前、后发际连线中点向前1寸处是穴；或在两耳尖连线与头部正中线的交点处取穴。

调节阴阳及大脑的要穴

"脑为髓海"，"其气上输脑盖百会穴，下输风府也"。百会居于巅顶，与脑部紧密联系，且为督脉经穴，归属于脑，是调节大脑功能的主要穴位。人体头部是阳气的会聚之所，是百脉的交会之处，位于头部的百会穴，阳中寓阴。因此，它不仅能通达阳脉还能联络阴脉，从而连贯全身，调节机体阴阳平衡，养身防病。百会穴主治中风失语、癫狂、眩晕、鼻塞、头痛、头晕、耳鸣、脱肛、阴挺、痔疮等病症。

紧急处理高血压危象

高血压患者常在不良诱因的影响下，血压突然升高，进而出现头部晕痛，突然视物不清甚至失明等症状，这就是医学上所说的高血压危象。对高血压危象所产生的严重头痛，可用针刺百会穴使之出血以缓解。如果患者同时抽搐，可手掐合谷、水沟穴以配合治疗。

掐揉百会，调节心脑

想改善头痛，可掐揉百会穴，改善患者脑组织中的含氧量及血流量，达到通络止痛的效果；如果想恢复脑细胞活性，也可掐揉百会穴。

具体方法为：被施术者取坐位，按摩者在其身后，用拇指按压百会穴30秒，先顺时针按揉1分钟，然后逆时针按揉1分钟，再配合按揉曲鬓、前神聪和悬厘等穴，改善血液流变学指标，从而达到目的。如果想改善中风症状，可以通过掐揉百会穴，同时刺激前顶、四神聪等穴，以调节偏瘫者大脑皮质的中枢生物电活动。

现代医学新用法

百会穴的应用范围很广，穴位位于人体头部巅顶，直通于脑，可提升阳气，治疗脱肛、子宫脱垂、慢性腹泻等。可使头脑清醒，具有提神功效，对于精神、神经疾病所引起的身体不适，如失眠、健忘、头痛、眩晕、眼睛疲劳、中风失语都能加以缓解，也可治疗各种神志病，如癫狂、癫痫。也能缓和各种疼痛症状。

功效指压

端坐位，以一只手的食指或中指指端进行按压，指压该穴位时，酸胀感明显，并有向全头放射的感觉。指压时，以手臂发力，通过手指将力量作用于着力部位，按揉3～5分钟，早晚各一次，可两手交替操作。

神庭穴——保健大脑显身手

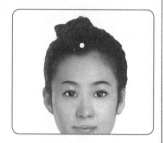

脑为元神之府，穴居额上，额又称天府，故名神庭。正坐或仰卧位，于前发际中点直上0.5寸处取穴。如无前发际时，可先取百会，向前4.5寸即是本穴。

❀ 提神健脑特效穴

神庭穴是保健大脑的有效穴位。当工作累了的时候，顺手按揉一下神庭穴，顿时就会感到清醒了很多，省力又省时间。除此之外，神庭穴对于头面五官病以及神志失常的疾病都有预防和治疗作用。

❀ 现代医学新用法

现代常用于治疗神经系统疾病，如神经性头痛，高血压，精神病，神经官能症，癔症，脑血管意外后遗症，以及神经性呕吐，心动过速，感冒，鼻炎等。

❀ 功效指压

端坐或仰卧，以食指或中指指腹点揉神庭穴。点揉的手法要均匀、柔和、渗透，使力量深达深层局部组织，以局部有酸胀感为佳，点揉时切忌摩擦头皮或头发。早晚各一次，每次点揉3～5分钟，可两手交替操作。

头临泣穴——畅通鼻窍的特效穴

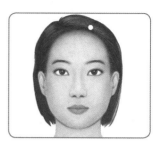

头临泣穴位于瞳孔直上，入发际五分陷者中。此穴出自《针灸甲乙经》的"颇清，不得视，口沫泣出，两目眉头痛，临泣主之"。正坐仰靠或仰卧位取穴。神庭穴与头维穴连线的中点处，或瞳孔直上，入前发际0.5寸。

疏通鼻塞，保障呼吸畅通

大多数人都有过鼻子不通气，其原因可能是患感冒或鼻炎所致。虽然在鼻子旁边有穴位可以治疗这种鼻病，但在离鼻子比较远的部位——瞳孔直上前发际稍偏上的部位，有个凹陷的地方——头临泣，按揉这个穴位对治疗鼻部不适也能收到意想不到的效果。此穴不仅能治疗鼻病，还能治疗局部的头痛、眼病，以及小儿急惊风等疾病。

功效指压

正坐，举起双手，指尖向上，掌心向内，以中指或食指指腹点揉两侧头临泣。点揉时指腹紧贴头皮，避免指腹与头皮或头发形成摩擦。点揉该穴时力度要均匀、柔和、渗透，以有酸胀感为佳。每天早晚各一次，每次3～5分钟，一般双侧头临泣穴同时点揉。

印堂穴——好找易用的美容穴位

印堂穴是人体面部的重要穴位，位于两眉连线的中点上，也就是人们常说的"眉心"。取穴时，最好仰面或仰卧。本穴具有"清头明目、通鼻开窍"的功用。

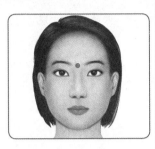

每天推揉，消斑保养有特效

面部保养的穴位按摩法很多，但只要记住印堂与四白穴这两个穴位，将这两个穴位结合按揉，每天坚持，可消除脸部色斑。按摩时，先用食指点压四白穴，再轻揉，如此重复3～5次，然后再点压印堂穴3～5次即可。

推压印堂，抬头没有"纹"

按摩印堂穴可延迟或消除抬头纹的产生。印堂的按摩法有很多，常用的有推拿法和指压法。推拿法，即用单手拇指对准眉心，在眉心处做大圈儿按摩，直到表皮微微发热为止；指压法，即用单手拇指指腹按在眉心上，由轻到重逐渐加力，以个人能承受的酸胀度为宜。

现代医学新用法

现代常用于治疗头痛、眼睛红肿、高血压、失眠、鼻炎等疾病，同时也是美容的常用穴。

承浆穴——牙龈肿痛、流口水时找承浆

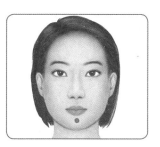

承，承接也；浆，指口中
浆液，涎液。喻口中
之涎液流出，承接于此处，
故名。别名天池、鬼市、垂
浆、悬浆。此穴在面部，口
唇下当颏唇沟的正中凹陷处
取穴。

按揉承浆，止住口水

口部诸症都可以取承浆穴进行治疗，如各种原因导致
的流口水、口歪、牙龈肿痛等，都可以通过按揉承浆穴得
以解决。

调理任督二脉，治疗神经疾病

任脉同督脉相交通，督脉通于脑，本穴归于任脉，故
有开窍醒神、息风止痉、祛风通络之功。本穴又为任脉、
足阳明经交会穴，具有清热通络、消肿止痛之功，主治面
肿、齿痛、龈肿、流涎、口舌生疮、暴喑不言等。

功效指压

端坐位，以食指或中指指腹点揉承浆穴。点揉的力度
轻柔而渗透，不可过度用力，以局部有酸胀感为佳。早晚
各一次，每次点揉3～5分钟，双手交替操作。

水沟穴——中暑、昏厥的急救要穴

中医认为，水沟是昏厥急救的要穴，有主治中暑、昏迷、癫痫、中风、面部肿胀、腰背痛等症的功效。水沟在鼻子下方，上嘴唇的上方，如果把人面部的这条水沟平分成3份的话，水沟穴就在鼻下的1/3处。

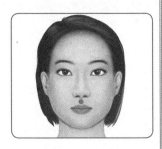

观"水沟"，辨健康

中医讲究望、闻、问、切，医者只需这四步就可断定患者的病灶。其实，不只是医生，自己也可以通过四诊法来了解身体的健康状况。

观水沟，就是一种简单有效的办法。每个人都可以在自己的水沟沟上读取到有关健康的信息：水沟沟清晰匀称，形状整齐且居面中，颜色微微透红，就是正常水沟。

水沟又短又暗则说明心脏不好，易发心绞痛等症；颜色太红，尤其靠近嘴唇那部分红得不正常就表示体内可能有瘀血；偏黄则暗示脾胃虚弱；水沟沟肌肉松弛，则表明人体脾、肾、气血都虚弱；水沟沟呈青色，就说明要注意湿寒的侵袭；颜色暗绿，则预示胆有问题；时青时黑则表明肝肾有病；淡白，就是肺的问题；发黑，说明生殖或泌尿系统出现了病变。

中暑、昏厥急救要穴

水沟为督脉经穴，又为督脉与手足阳明之会，督脉为督辖诸阳之经络而长于阳，以拇指掐压水沟穴，其内应龈交，龈交穴为督、任、足阳明之会，具有宁神镇痉之功，任脉统诸阴之血。用手指掐该穴位是一种简单有效的急救方法，可用于治疗中暑、昏迷或全身麻醉过程中出现的暂时性呼吸停止、中毒缺氧或低血压等症状。

不过，刺激水沟穴毕竟只是一种简单的应急手段，如果情况严重，应在实施完紧急救助后，立刻联系医院做进一步抢救，以免延误病情。

刺激水沟，紧急应对休克

刺激水沟不仅会影响人体血压，还能影响人体呼吸。手掐水沟或针刺水沟，可缓解暂时性呼吸停止状况。特别是节律性刺激，不仅有利于人体恢复正常的呼吸活动还能为患者提供有利的血压条件。

具体方法为：以拇指每分钟掐水沟20～40次，每次持续0.5～1秒。

现代医学新用法

可用于昏迷、晕厥、脑卒中、癫狂、癫痫、抽搐、癔症等的急救。可治疗面神经麻痹、口眼㖞斜、嘴唇红肿、牙齿疼痛、鼻塞、流鼻血、腰部急性扭伤、腰背疼痛发僵及遍身水肿等。

阳白穴——保护眼睛的穴位

阳，天部也，气也。白，明亮清白也。该穴名意指胆经的湿冷水气在此吸热后胀散。取正坐或卧位取穴。在头部，瞳孔直上，眉上1寸。

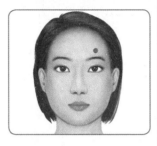

按揉阳白穴，可缓解眼部不适

阳白穴位于额头两侧，眼睛上方，按揉此穴不但能缓解和治疗头痛，同时，对眼睛也有保护作用，经常按揉，不但可避免前头痛，还能保护眼睛。

现代医学新用法

本穴归于足少阳胆经，可清肝胆之热，具有祛风通络、息风止痉、清热镇惊之功，主治头痛、目眩等。现代医学常用于治疗神经系统疾病，如神经性头痛、三叉神经痛、面瘫、眼睑下垂、眩晕、癫痫。

功效指压

正坐，举起双手，指尖向上，掌心向内，以中指或食指指腹轻轻地点揉阳白穴，点揉时指腹紧贴皮肤，不能与皮肤表面形成摩擦，点揉该穴时力度要轻柔、渗透。每天早晚各一次，每次3～5分钟，一般双侧阳白穴同时点揉。

攒竹穴——制止呃逆，立竿见影

攒竹穴在眉间凹陷中，因眉似簇聚之竹，故名攒竹。攒竹别名眉本、眉头、天光、元柱、光明。取正坐仰靠或仰卧位，在眶上切迹的眉头凹陷中，按之酸痛明显处。

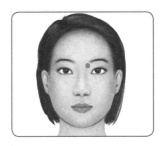

掐按攒竹，止嗝立竿见影

打嗝在中医中又称为呃逆，是指喉中"呃呃连声"，连续不止的现象。掐按攒竹穴，该穴在眉头凹陷中，内眼角上方，当打嗝不止，难以忍受时，只要用力掐按这个穴位，打嗝多能迅速停止，非常神奇。

现代医学新用法

现代医学常用于治疗神经系统疾病，如头痛、眶上神经痛、面神经麻痹、面肌痉挛等，以及腰背肌扭伤。

功效指压

正坐，举起双手，指尖向上，掌心向内，以中指或食指指腹轻轻地点揉攒竹穴。点揉时指腹紧贴皮肤，不能与皮肤表面形成摩擦，点揉该穴时力度要轻柔并渗透。每天早晚各一次，每次3～5分钟，一般双侧攒竹穴同时点揉。

睛明穴——眼睛输送气血的第一要穴

睛明穴主治视物不清、眼睛红肿、近视、色盲、夜盲、内眦痒痛等眼部疾病。此外，还对风寒头痛有用。此穴不宜灸。睛明穴又叫"泪空""泪孔"，在足太阳膀胱经上，为人体腧穴，有"降温除浊"的功用，它位于双目内眦外上方的凹陷处。

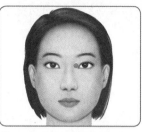

点按睛明，缓解眼睛干涩、疲劳

"睛明"，顾名思义，就是使眼睛保持明亮的重要穴位。睛明穴位于足太阳膀胱经上，膀胱经的上行气血借由本穴提供给眼睛。点按睛明穴可疏通膀胱经，保证其气血源源不断地流向眼睛，使眼睛恢复湿润。具体方法如下：用双手拇指或食指指尖在鼻翼两侧取穴，一边点揉2～3秒，一边吸气；点揉放手再呼气，如此重复36次即可。

按压睛明等穴位，轻松告别黑眼圈

黑眼圈多由眼睛疲劳导致眼周气血运行不畅、气血瘀滞引起。按压睛明等眼部穴位，可加速眼部血液循环，激活眼部细胞，消除瘀滞，使眼睛重新恢复神采。具体方法如下：洁面后，在眼部涂上眼霜再进行按摩。眼周肌肤非常薄，非常脆弱，应用力道最小的无名指加以按压。从瞳子髎开始，依次过球后、四白、睛明、鱼腰、迎香这五个穴位，每个穴位停留3～5秒即可。再用手指在眼部周围作"弹钢琴"的动作，以巩固效果。

✿巧用睛明穴"按"走眼袋

眼袋是眼部肌肤的常见问题，表现为眼部肌肤水肿和暗沉。长期用眼或休息不好，使眼部出现疲劳，造成眼周压力过大，从而使眼部血液循环不畅，导致眼部细胞缺氧，眼部肌肉松弛、下垂，形成水肿和暗沉。按摩睛明等眼部穴位，可改善血液循环，供给细胞足够的养分和能量，使松弛的肌肉重新紧实起来，赶走眼袋。具体方法如下：用双手手指在两侧睛明穴上重复按压10次，再依次重复按压攒竹、鱼腰、丝竹空、承泣这4个穴位。

✿现代医学新用法

睛明穴是治疗眼疾的重要穴位。主治眼疲劳、充血、近视、斜视、夜盲、视力减退。缓和面痉挛、鼻塞、小孩抽筋、惊风。治疗过敏性鼻炎，还可美化眼睛。

✿功效指压

正坐，举起双手，指尖向上，掌心向内，以中指或食指指腹轻轻地点揉睛明穴。点揉时指腹紧贴皮肤，不能与皮肤表面形成摩擦，点揉该穴时力度要轻柔并渗透。每天早晚各一次，每次3～5分钟，一般双侧睛明穴同时点揉。

丝竹空穴——癫痫患者常按丝竹空

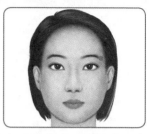

丝，喻纤细之眉梢；竹，喻眉毛如竹丛；空，指凹陷中之孔穴。穴在眉后陷者中，故名丝竹空。该穴出自《针灸甲乙经》的"丝竹空，在眉后陷者中，足少阳脉气所发"。在面部，眉毛尾端上下移动时，外侧的凹陷处即是。按压有酸痛感。

掐按丝竹空，急救癫痫患者

提起羊痫风，大部分人都知道，这种病发作时，患者突然扑倒，两目上视，角弓反张，身体抽搐，口吐白沫，并发出类似羊叫的声音，故而民间称之为"羊痫风"，中医称之为癫痫。这种病发作时，除了即刻把一难以咬断的硬物放在患者口中——以免患者咬断舌头之外，可迅速掐按眉梢凹陷处的丝竹空穴，促进患者的苏醒。对于有癫痫疾病的患者，时常按揉丝竹空穴，有预防的作用。

掐按丝竹空，治疗头痛、目眩

本穴为三焦经终点之穴，由于禾髎穴传至本穴的气血极为虚少，穴内气血为空虚之状，穴外天部的寒湿水气因而汇入穴内，穴外的寒湿水气如同天空中的声音飘然而至，故名。丝竹空穴还擅长治疗头痛、目眩、目赤肿痛、眼睑跳动等头目病症，以及牙齿疼痛。该穴出自《针灸甲乙经》的"丝竹空，在眉后陷者中，足少阳脉气所发"。《备急千金要方》云："丝竹空，前顶主目上插，憎风寒。"

❀ 疏散风热，定惊安神

本穴归于手少阳三焦经，具有疏散少阳风热、清肝明目、通络止痛之功，主治目赤痛、头痛、齿痛等。此外，本穴有定惊安神之功，用于治疗癫痫等症。

❀ 现代医学新用法

现代医学常用于治疗头痛、眩晕、结膜炎、电光性眼炎、视神经萎缩、角膜白斑、面神经麻痹、小儿惊风等疾病。可明目止痛，缓解眼睛充血、眼部疲劳、近视、睫毛倒插、眼皮跳动、头晕目眩、偏头痛、牙齿疼痛等。对于消除脸部水肿、预防眼袋产生也有不错的效果。

❀ 功效指压

端坐，用双手食指或中指指腹按揉眉梢外侧的凹陷处的丝竹空穴，酸痛感明显。每天早晚各按揉一次，每次按揉2～3分钟。同时，配合穴位按摩工具，运用磁场、远红外能量对人体的特殊保健及理疗作用，对眼部周围其他穴位进行按摩，能促进眼部血液循环，改善微循环，活化视神经细胞。对视力恢复及眼保健理疗效果明显。

瞳子髎穴——擦亮"心灵的窗户"

此穴在瞳子之外方，眶骨外凹陷中，故名瞳子髎。本穴位居目外眦外侧，归足少阳胆经，为手太阳、手足少阳之会。正坐仰靠，令患者闭目，当眼角纹之处取穴。

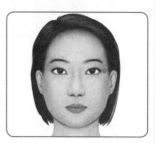

按揉瞳子髎预防各种眼病

在外眼角稍外侧的凹陷处有一个穴位——瞳子髎，经常按揉这个穴位可以预防和治疗各种眼病。

现代医学新用法

现代医学常用于治疗视网膜炎、视网膜出血、睑缘炎、屈光不正、青少年近视眼、青光眼、夜盲症。

功效指压

正坐，举起双手，指尖向上，掌心向内，以中指或食指指腹轻轻地点揉瞳子髎穴。点揉时指腹紧贴皮肤，不能与皮肤表面形成摩擦，点揉该穴时力度要轻柔并渗透。每天早晚各一次，每次3～5分钟，一般双侧瞳子髎穴同时点揉。

承泣穴——眼科疾病的专家

承，指承受；泣，指流泪。此穴是足阳明胃经的首穴，穴在瞳孔下七分，意指泣时泪下，穴处承受之，故名承泣穴。正坐闭目取穴。在眼球直下、眶下缘凹陷处。

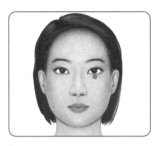

眼科疾病治疗专家

本穴位居目下，归足阳明胃经，为阳跷、任脉、足阳明之会，具有散风泻火、通腑泄热、清肝明目之功，主治目赤肿痛、迎风流泪、夜盲等，是治疗目疾之要穴。

现代医学新用法

用于治疗五官科疾病，如急性结膜炎、近视、远视、视神经萎缩；神经系统疾病，如面肌痉挛、面神经麻痹。

功效指压

正坐，举起双手，指尖向上，掌心向内，以中指或食指指腹点揉承泣穴。点揉时要用巧劲儿，指腹紧贴皮肤，不能与皮肤表面形成摩擦，按揉的力度要均匀、柔和、渗透，不能用蛮力，以免误伤。早晚各一次，每次点揉或按揉1～3分钟，左右手交替。

四白穴——美白、护眼特效穴位

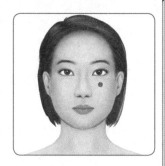

四白穴属足阳明胃经，具有"散发脾热，向天部提供水湿"的功用。正坐或仰卧位取穴，当以眼球直下，眶骨下缘按之凹处。

点压、按揉，美白效果明显

按揉四白穴，可加速血液循环，保证面部气血充盈，面部皮肤自然就显得光彩照人而有弹性，皱纹之类的皮肤问题也就解决了。此外，四白穴还是人体面部美白的特效穴位，俗称"美白穴"，长期坚持点压、按揉可改善面部毛孔粗大及色斑等问题。具体方法如下：先以双手食指稍微用力地点压在四白穴上，再减轻力道轻揉几分钟，坚持一段时间便会收到美白效果。

按揉四白，还你动人双眸

"四白穴"对我们而言其实并不陌生，从小学开始每天都在接触它，"眼保健操"的第三节就是"按揉四白穴"，可见四白穴对养护眼睛的重要性。四白穴是明目的特效穴位，经常按摩此穴可提高眼部功能，防治青少年近视及老年人的老花眼，对眼睛胀痛也有效。无病无痛时，按摩此穴位可保持眼睛的水润、清凉，让双眸明亮动人。四白穴对治疗眼部疾病、养护眼睛及眼部肌肤、面部美白有特效，临床上还用于治疗头痛、眩晕等。

❀ 按揉四白，和黑眼圈说拜拜

黑眼圈是用眼过度、眼睛疲劳使眼部血液循环不畅引起的，按揉四白穴可活血化瘀，保证眼部气血正常运行，补充眼部神经营养，缓解眼部肌肉紧张，消除疲劳。长期坚持按揉四白穴，可防治黑眼圈。按揉四白穴最简单的方法如做眼保健操一样，先将双手食指指腹贴于双侧穴位上，然后稍微施力在穴位上按揉，做足8拍即可。

❀ 现代医学新用法

本穴归足阳明胃经，位居目下，具有清胃泻火，清热明目之功，主治目赤痛痒、迎风流泪、目翳等。本穴有祛风通络、息风止痉之功，用于治疗眼睑动、眩晕、头面疼痛等。本穴为眼科手术针麻常用穴之一，现代常用于治疗：神经系统疾病，如三叉神经痛、面神经麻痹、面肌痉挛；五官科疾病，如角膜炎、近视、青光眼、夜盲、结膜瘙痒、角膜白斑、鼻窦炎；其他，如胆道蛔虫症。

❀ 功效指压

正坐，举起双手，指尖向上，掌心向内，以中指或食指指腹轻轻地点揉四白穴，点揉时指腹紧贴皮肤，不能与皮肤表面形成摩擦，点揉该穴时力度要轻柔并渗透。每天早晚各一次，每次3～5分钟，一般双侧四白穴同时点揉。

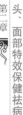

迎香穴——治疗鼻炎的第一要穴

迎香穴位于手阳明大肠经，连通胃经，大肠经与胃经的经气在此交会。仰靠或仰卧，鼻唇沟与鼻翼外缘中点水平的交点处取穴。

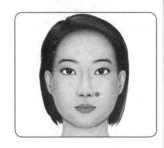

按揉迎香穴，鼻炎大救星

不少人有过这样的感觉：每逢天气变冷，就会感到鼻窍不通，呼吸不利，鼻流清涕，严重者鼻子不能闻到香臭味，张口呼吸来代替鼻子呼吸，这是患上鼻炎的症状。

鼻炎本身不可怕，但是因为呼吸不利，会导致大脑供氧不足，引起学习效率降低，注意力、记忆力下降，若任其发展不管不顾，会更加严重。在我们鼻子两旁各有一个穴位——迎香穴，顾名思义，迎接香气的穴位，因此该穴位是治疗鼻病的特效穴。

侧卧按揉迎香穴，轻松通鼻塞

俗语云，"不闻香臭取迎香"。感冒、鼻炎等病症经常引起鼻塞，给人们的工作和生活造成诸多不便，特别是夜间鼻塞，严重影响睡眠。从中医角度看，鼻塞就是气血运行不畅。按揉迎香穴可疏通鼻部经络，再次打开天地之气的通道。具体方法如下：左侧鼻塞需向右侧卧，再用双手食指指腹压住鼻翼两侧的迎香穴，按揉1～2分钟就可立即解除鼻塞。建议按摩后，饮一杯温水，有通气之功，可巩固疗效。

❀ 点压迎香，快速止鼻血

中医认为，鼻出血是内腑燥热、血气向上逆行所致。按压迎香穴并配合孔最穴，可运化气血，引血归经，快速止鼻血。具体方法如下：先用双手的拇指指腹按压在孔最穴上，再用一个食指按在出血侧的迎香穴上，并保持面部上扬的姿势，1～2分钟内，鼻血即可止住。

❀ 按压迎香，除牙痛

迎香穴主治鼻炎类疾病，对感冒、牙痛、口眼㖞斜亦有效，配合地仓、四白穴还可治疗面部痉挛；配合四白穴还可治疗胆道蛔虫症。中医学认为，牙痛多由肾气不足、虚火上浮引起。按压迎香可抑制胃经浊气逆行，保证肠经阳气顺利上行，补足肾气，从而缓解牙痛。具体方法如下：先用拇指在双侧鼻翼上下摩擦36次，再用左手的拇指和食指按压在双侧迎香穴上，共50次。

❀ 功效指压

端坐位，两手的食指或中指指腹同时点揉鼻翼两侧迎香穴，用力适度，以有酸胀感为佳，每次点揉3～5分钟，早晚各一次。

颧髎穴——祛除"红脸"有奇效

颧就是颧骨的意思，髎就是骨头旁边或之间的孔洞。颧髎，顾名思义，该穴就是颧骨旁边的小洞。正坐或仰卧位，于颧骨下缘水平线与目外眦角垂线之交点处，约与迎香同高。

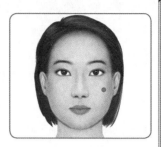

疏通经络，祛除"红脸"

颧就是颧骨的意思，髎就是骨头旁边或之间的孔洞。颧髎，顾名思义，该穴就是颧骨旁边的小洞。该穴是位于面部的一个较大的穴位，对于面部的疾病，有疏通经络的作用。此穴对于面部毛细血管表浅，容易出现"红脸"的人有很好的预防和治疗作用，经常按揉颧髎穴，能使面部气血调和，运行通常，自然就帮您祛除"红脸"带来的烦恼。又由于该穴是小肠经的穴位，"小肠主液"，按揉颧髎，还能让您的脸蛋更加滋润有光泽，作用不亚于贴敷面膜啊！该穴出自《针灸甲乙经》的"颧髎，一名兑骨。在面骨下廉陷者中，手少阳太阳之会"。颧髎，又称为兑骨、权髎、兑端。

清热泻火，治疗各种面部疾病

本穴归于手太阳小肠经，具有息风通络之功，主治口眼㖞斜、眼睑瞤动等。本穴为太阳、少阳之会穴，可清太阳风热，泻少阳风火，具有清热泻火、消肿止痛之功，主治齿痛、颊肿、目赤、目黄、面赤、唇肿等。

淡化色斑，美容养颜大穴

此穴为重要的美容穴位。按摩该穴可防止面部肌肉松弛，消除细小的面部皱纹，还能够淡化面部色斑；此外，该穴的镇痛作用也比较明显。

现代医学新用法

现代常用于治疗：神经系统疾病，如面神经麻痹、面肌痉挛、三叉神经痛；五官科疾病，如牙痛等。

功效指压

正坐，举起双手，指尖向上，掌心向内，以中指或食指指腹点揉颧髎穴。

点揉时要用巧劲儿，指腹紧贴皮肤，不能在皮肤表面形成摩擦，按揉的力度要均匀、柔和、渗透，不能用蛮力，以免误伤。每天早晚各点揉一次，每次点揉3～5分钟，双侧颧髎穴同时点揉。

地仓穴——口水太多，找地仓帮忙

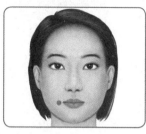

地，指地格；仓，藏谷处。古人面分三庭，鼻以上为上庭，鼻为中庭，鼻以下为下庭，合为天人地三格。穴在鼻下口吻旁（地格处），口以入谷，又脾主口土，仓廪之官，故名地仓。该穴出自《针灸甲乙经》的"地仓……侠口旁四分，如近下是"。地仓又名会维、胃维。正坐或仰卧，眼向前平视，于瞳孔垂线与口角水平线之交点处取穴。

调理脾经，治疗口中流涎

地仓穴，顾名思义，土地所长出的农作物的仓库。因为嘴可以吃遍土地长出来的五谷杂粮，所以嘴角边的穴位，古人称它为"地仓"。

地仓穴是胃经上的重要穴位，也是常用的健脾大穴。脾胃乃仓廪之官，主管人体粮食储藏，是人体气血化生之源。"脾开窍于口""脾在液为涎"，新生儿脾胃虚弱，常常口水流得满处都是，以至下巴、衣襟都湿了，流口水过多不是正常现象。这时建议家长轻轻地按揉一会儿孩子嘴角边的地仓穴，由于小儿对此穴位比较敏感，大都能很快止住口水。该穴出自《针灸甲乙经》的"地仓，……侠口旁四分，如近下是"。地仓，又称为会维、胃维。

通络祛风，缓解五官不适

地仓穴归于足阳明胃经，为阳跷脉、手足阳明经的交会穴，有祛风通络、息风止痉之功，主治唇缓不收、眼睑瞤动、口角㖞斜、齿痛、颊肿等。

脾胃调和功效强

地仓穴位于嘴角，嘴巴与人体进食密切相关，通过适当刺激按摩地仓穴，可以预防因脾胃功能失调而引起的气血生化问题。

通络止痛，治牙痛

本穴具有祛风清热、通络止痛之功，主治齿痛、颊肿等。本穴还可治口中流涎等。

现代医学新用法

现代常用于治疗：神经系统疾病，如面神经麻痹、面肌痉挛、三叉神经痛；其他，如口角炎、小儿流涎。

功效指压

正坐，举起双手，指尖向上，掌心向内，以中指或食指指腹点揉两侧地仓穴，点揉时指腹紧贴皮肤，不能与皮肤表面形成摩擦，点揉该穴时力度要轻柔并渗透。

每天早晚各一次，每次3～5分钟，双侧地仓穴同时点揉。

头维穴——头晕、头痛都找它

维，指维护之意。足阳明脉气行于人身胸腹头面，维络于前，故有"二阳为维"之称。头维穴为阳明脉气所发，在头部额角入发际处，故名头维。先取头临泣，并以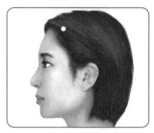此为基点，向外量取头临泣至神庭间距离，入前发际0.5寸处，或入前发际0.5寸的水平线与鬓发前缘的垂线交点处取该穴。

按揉头维，治疗头晕头痛

头痛、头晕是日常生活中比较常见的疾病。症状表现较轻者往往不能引起人们足够的重视，但是时间久了，症状就会加重。

头痛、头晕第一次发生时，往往是急性的，但是如果急性时没有去治疗，就有可能演变成慢性的。很多就医的头痛、头晕患者，都是经过一段时间的积累之后，忍不住了才去就诊。

这是一个错误的认识，平常感到头部不舒服时，就应当赶紧取头维穴按揉几下，大多都能起效。

头维穴，可以维护头部诸经脉的正常功能，是治疗头痛、头晕非常有用的穴位。

❀ 祛风通络防面瘫

本穴有祛风通络之功，用于治疗眼睑瞤动、面瘫等。

❀ 按揉头维，清头明目

头维穴位居额角，为足少阳、阳明交会穴，具有疏散风热、清头明目、通络止痛之功，主治头痛、目痛、目眩、迎风流泪等。正坐，举起双手，指尖向上，掌心向内，以中指或食指指腹点揉两侧头维穴。点揉时指腹要紧贴皮肤，不能摩擦头皮和头发，点揉该穴时力度要均匀、柔和、渗透。每天尽量做到早晚各一次，每次3～5分钟，一般双侧头维穴同时点揉。本穴有祛风通络之功，用于治疗眼睑瞤动、面瘫等。

❀ 现代医学新用法

现代常用于治疗：神经系统疾病，如偏头痛、前额神经痛、眼轮匝肌痉挛、面神经麻痹；循环系统疾病，如脑出血；五官科系统疾病，如结膜炎、视力减退。

❀ 功效指压

正坐，举起双手，指尖向上，掌心向内，以中指或食指指腹点揉两侧头维穴。点揉时指腹要紧贴皮肤，不能摩擦头皮和头发，点揉该穴位时力度要均匀、柔和、渗透。每天早晚各一次，每次3～5分钟，一般双侧头维穴同时进行点揉。

听宫穴——耳朵聪灵听力好

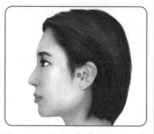

宫，五音之首。喻针此穴能聪耳听五音，为治耳疾要穴，故名听宫。该穴出自《灵枢·刺节真邪》的"刺此者，必于日中，刺其听宫，中其眸子，声闻于耳，此其俞也"。正坐或仰卧位，微张口，于耳屏前，下颌骨髁状突的后方，张口时呈凹陷处取穴。

清心安神，聪耳利咽

听宫，是小肠经的最后一个穴位，别名多所闻，意思就是该穴可保护耳朵。本穴归于手太阳小肠经，为手足少阳、手太阳之会，具有疏散风热、清热泻火、清心安神、聪耳利咽、化痰息风、通络止痛之功。现代医学常用于治疗五官科疾病，如聋哑、耳鸣、耳聋、中耳炎、牙痛；神经系统疾病，如面神经麻痹、面肌痉挛、三叉神经痛、癫痫。

功效指压

正坐，举起双手，指尖向上，掌心向内，以拇指或食指指腹点揉听宫穴。点揉时要用巧劲儿，指腹紧贴皮肤，不能与皮肤表面形成摩擦，点揉的力度要均匀、柔和、渗透，使胀痛或酸痛的感觉向深部组织渗透。每天早晚各点揉一次，每次3～5分钟。

耳门穴——缓解牙痛之苦

耳门穴在耳屏上切迹前，主治耳鸣、耳聋，其处犹耳之门户，故而得名。《百症赋》曰："耳门、丝竹空，住牙疼于顷刻。"《针灸大成》曰："主耳鸣如蝉声，耳脓汁出，耳生疮，重听无所闻，齿龋，唇吻强。"在人体头部的侧面，耳朵前方，面颊部耳屏上前方，下颌骨髁状突后缘，微开口时的凹陷中。

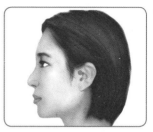

清风去火，治疗五官疾病

耳门穴位居耳前上方，归于手少阳三焦经，具有清泻少阳相火风热、聪耳窍、祛风消肿、通络止痛之功，主治耳鸣、耳聋、齿痛、颈颔肿、唇吻强等。同时，指压耳门，可延缓牙齿的衰老。老年人随着年龄的增长，机体各方面开始走向衰老，牙齿也开始松动，按揉耳门穴具有非常好的护齿功效。

功效指压

正坐，举起双手，指尖向上，掌心向内，轻扶头部，四指放在面部两侧，以拇指指尖垂直按揉耳门穴，按之胀痛明显，痛感可向耳内渗透。每天早晚各按揉一次，每次按揉1～3分钟，可双耳门穴同时按揉。

听会穴——解决各种耳病烦恼

听会穴位于耳旁，内通于耳，正坐仰靠，张口，当耳屏间切迹的前方，下颌骨髁突的后缘，有凹陷处取穴。

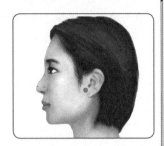

开窍利耳，解决耳朵的烦恼

听会穴具有开窍利耳、清热泻火之功，主治耳鸣、耳聋等。如配翳风、中渚、太冲、丘墟、侠溪可治肝胆火旺之耳鸣、耳聋；配丰隆、劳宫、翳风、中渚、侠溪可治痰热郁结之耳鸣、耳聋。

现代医学新用法

现代医学常用于治疗五官科疾病，如突发性耳聋、中耳炎、外耳道疖、颞关节功能紊乱、腮腺炎、牙痛、咀嚼肌痉挛；其他如面神经麻痹、脑血管病后遗症。

功效指压

正坐，举起双手，指尖向上，掌心向内，以中指或食指指腹按揉听会穴。在按摩的时候要用巧劲儿，指腹紧贴皮肤，不能与皮肤表面形成摩擦，按揉的力度要均匀、柔和、渗透，使胀痛或酸痛的感觉向深部组织渗透。每天早晚各按揉一次，每次按揉3～5分钟。

翳风穴——面部减脂的特效穴

"翳风"位于耳根部，在耳朵遮蔽的风池穴之前。翳风穴位于耳根部，是耳部重要穴位，取穴时，可以采取正坐或侧伏姿势，耳垂微向内折，于乳突前方凹陷处取穴。

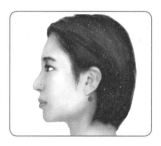

✿ 推拿翳风和廉泉，轻松去除双下巴

翳风穴与下巴上的廉泉穴一起推拿，可疏通颈部气血，促进血液循环，加速新陈代谢，减去多余脂肪，并通过提拉使下巴肌肉紧实。具体手法如下：先用拇指点按廉泉穴10次，然后顺着颌骨向上推，一直推到翳风穴，停下按压10次；重复上述步骤再按压、推拿几次便可。

✿ 点揉翳风，神采飞扬

中医认为，翳风穴具有活血、祛风、通窍、醒脑的功用。按摩此穴位可改善大脑供血状况，通过增加血流量，增加氧含量，消除大脑疲劳，松弛大脑神经，使人气血充足、神采飞扬。按摩翳风穴，需首先将双手指尖朝上放在耳旁，然后用拇指指尖点按翳风穴，直到出现酸胀感为止。疲劳时，按揉此穴可迅速恢复精力。若每天坚持按揉数次，还可达到明目的功效。

下关穴——面部的保健要穴

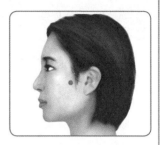

关 指机关之意。穴在颧弓下，且与上关相对，故名下关。该穴闭口有孔，张口即闭。正坐或侧伏，颧骨下缘，下颌骨髁状突稍前方，闭口取穴。

预防、治疗三叉神经痛的特效穴

不知大家平常有没有听说过三叉神经痛，这种病疼起来非常剧烈，其痛如刀割样、烧灼样，让人难以忍受。这是医学上一个较难治疗的疾病，但也并不是束手无策。

在我们面部两侧面各有一个穴位——下关穴，对于三叉神经痛有特效。经常按揉下关穴，不仅可以预防和治疗三叉神经痛，而且对于牙关不利、牙痛、口眼㖞斜等面口病症，以及耳聋、耳鸣等耳疾都有比较好的治疗效果。

面部保健，常按下关

下关穴除了能够预防和治疗三叉神经痛外，还是面部的保健要穴。本穴归于足阳明胃经，为足阳明、少阳之会，具有息风通络之功，对于牙关不利、牙痛、面痛、耳聋、耳鸣、耳痛、耳流脓等面口病症，以及耳聋、耳鸣等耳疾都有比较好的治疗效果。

❀ 现代医学新用法

本穴归于足阳明胃经，为足阳明、少阳之会，具有息风通络之功，主治牙关开合不利、眩晕等；本穴为足阳明、少阳之交会穴，能疏散少阳风热、清泻阳明胃火，有清热开窍、通络止痛之功，主治齿痛、面痛、耳聋、耳鸣等。现代医学常用于治疗五官科疾病，如颞颌关节功能紊乱、下颌关节脱位、下颌关节炎、咬肌痉挛等；神经系统疾病，如面神经麻痹、三叉神经痛等。

❀ 功效指压

正坐，举起双手，指尖向上，掌心向内，以中指或食指指腹点揉两侧下关穴。点揉时指腹要紧贴皮肤，不能与皮肤表面形成摩擦，点揉该穴时力度要均匀、柔和、渗透。每天早晚各一次，每次3～5分钟，双侧下关穴同时点揉。

搭配合谷、下关，可清热止痛，主治阳明热邪上扰之牙痛。《备急千金要方》：牙齿痛配下关、大迎、翳风、完骨；下牙齿痛配下关、大迎、翳风。

搭配大迎、颊车、下关、地仓、巨髎、风池，功能疏风通络牵正，主治风痰阻络之面瘫。《甲乙经》：口僻配颧髎、龈交、下关。

搭配下关、听宫、太冲、中渚，功能疏风清热降火，聪耳利窍，主治肝胆火旺耳聋。《甲乙经》：耳鸣耳聋配下关、阳溪、关冲、腋门、阳关。

颊车穴——面部美容之奇效穴位

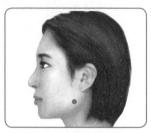

颊车穴，又名鬼床穴、机关穴、曲牙穴，属足阳明胃经，具有输送胃经精微物质上行头部的功用。本穴对面部美容有奇效，刺激此穴，可解决皱纹、水肿等面部问题。

正坐或侧伏，上下齿用力咬紧，有一肌肉（咬肌）凸起，放松时，用手切掐有凹陷，胀处即是该穴。

❀ 每天揉一揉，漂亮气色自然来

脸颊是毛细血管和面部神经都非常丰富的区域，而颊车穴刚好位于这个区域之中，按揉此穴，可放松面部神经，加速面部血液循环，从而调节面部气色。长期坚持，可使面部肌肤红润有光泽。

❀ 按摩颊车穴，消除面部皱纹

颊车穴是沿经运送胃部精微气血上行的载体，按摩此穴，能疏通头部上下的经络，消除面部气血阻滞，起到滋养之功，从而消除面部细纹等问题。按揉时，应以双手食指指腹，由轻渐重地分别按揉双侧穴位，力度以有酸胀为宜，不宜过大。每次1～2分钟，每日3～4次。

❀ 按摩颊车穴可消肿瘦脸

中医认为，肥胖是一种虚证，与气血运行关系密切；

而水肿也与气血运行不畅有关，气血不畅，细胞供氧不足，肌肉容易松弛形成水肿。按摩颊车穴，可调节面部气血运行，引血归经，使面部气血畅通，让面部肌肉重新焕发活力，改善松弛状态，消除水肿。按摩手法与除皱的手法相同，只需在每天早、晚各进行两次即可。

按摩颊车等穴，斑点一去不复返

按揉颊车穴可加速面部血液循环，因此，可加速美白精华的吸收，消除面部色斑等。具体方法如下：洁面后，将美白产品敷于面部，再以食指重复按压迎香穴6次，其后依次重复按压颊车、地仓、承浆6次，再从迎香穴开始，如此重复2遍即可。按揉时注意，力道要轻柔。

现代医学新用法

现代常用于治疗：五官科疾病，如牙髓炎、冠周炎、腮腺炎、下颌关节炎；神经系统疾病，如面神经麻痹、三叉神经痛、咬肌痉挛；其他，如脑血管病后遗症、甲状腺肿。

功效指压

正坐，举起双手，指尖向上，掌心向内，以中指或食指指腹点揉两侧颊车穴。点揉时指腹紧贴皮肤，不能与皮肤表面形成摩擦，点揉该穴时力度要均匀、柔和、渗透，以感觉酸痛为佳。每天早晚各一次，每次3～5分钟，双侧颊车穴同时点揉。

大迎穴——面部美容要穴

大迎穴主治面颊肿痛、口角㖞斜等多种面部疾病，又因其下布有丰富的面部肌肉和神经组织，所以，又是面部美容的要穴。大迎穴又叫髓孔穴，它在人体头

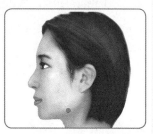

部，位于侧面的下颌骨前方，下巴骨的凹陷处。位于胃经上，负责将胃经中的精微血气传送到头部，具有过滤浊气的功用。

❀ 按揉大迎消除水肿

大迎的物质由地仓穴分配而来，一支是由头面循项下走胸腹，一支由本穴上走头部。由于头部为君主之地，因而上输头部的皇粮其量也大、其质也精，运送亦有浩荡之势，故名大迎。如身体经脉不通，气血运行不畅，水气过多地堆积在面部便会造成面部水肿。利用按摩打通面部经络，加快血液循环，排出多余水气，便可快速消除水肿。

具体方法如下：取大迎、颊车、听会3穴，将双手食指和中指并拢，将指腹置于左右两侧鼻翼，然后从此处开始点按，逐渐经过面颊、耳际，便可消除水肿。

❀ 按压、推拿大迎穴，消除面部斑点

大迎穴是面部重要的美容穴位，但斑点的产生，是

心、肾、脾等脏器气血综合运行不利所致。因此，不仅要利用好大迎穴这个为脑部传送清新之气的枢纽，还要利用心包经、肾经、脾经上的其他面部穴位，以达到最佳的消斑效果。

具体方法如下：用食指或中指向下按压大迎穴2分钟，或者用拇指的指峰着力于该穴位上，沉肩垂肘，以腕关节为主动，做往返不断地有节律的摆动约1分钟。

现代医学新用法

现代常用于治疗：头面部疾患，如脸部浮肿、牙齿疼痛、牙龈肿胀、口眼㖞斜等。

功效指压

面南，挺胸闭目，正常呼吸；依次取头维、率谷、翳风、大迎、地仓、颧骨、四白这几个穴位点按1分钟。按完后慢慢吸气，再用双手除拇指外的其他四指在脸上轻轻做"弹钢琴"动作；搓热掌心，左掌五指合拢，将掌心贴在左侧大迎穴上，然后上行至下关穴，再依次经太阳、四白、颧骨、印堂、阳白、上星，最后向右行至阳白穴，再过太阳、四白、颧骨、下关、大迎这几大穴位；换右手，并与左手反向运行。最后，分别顺时针按摩京门穴、章门穴和中府穴即可，可以起到面部美容的功效。

风府穴——祛风散邪功效穴

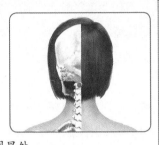

府聚也。在项上入发际一寸大筋内中，穴处凹陷，为风邪聚集之处，又指本穴主治一切风疾，故名风府。正坐，头稍前倾位取穴，项部，后发际正中直上一横指，高骨下方的凹陷中，按之酸痛明显处。

消肿止痛有奇效

本穴为督脉、足太阳、阳维之会穴，太阳主表，阳维为病苦寒热，故有疏散风热、消肿止痛之功，主治颈项强痛、咽喉肿痛、目痛、鼻出血等。

中风癫痫求风府

风府穴是中医临床中的常用大穴，在生活中也是常用的保健穴。中医认为"风为百病之长"，意思是说很多病都是由风或是以风为先而引起的。

风府穴，顾名思义，就是风的府第，风邪侵犯人体，很容易会聚于此处。因此，当风邪致病时，应当开此穴，把会聚于此处的致病风邪驱赶出人体，那么自然就有利于疾病的康复。

所以，凡是受风邪而引起的疾病，包括中风、癫狂痫、癔症等内风为患的神志病症，头痛、眩晕、颈项强痛、咽喉肿痛、失音、目赤肿痛等内外风引起的疾患，都可以通过按揉风府穴，使穴开而邪出，从而达到治疗或预防的目的。风府穴则出自《素问·骨空论》的"大风颈项痛，刺风府"。

定志安神按风府

督脉通于脑，脑为元神之府，本穴归于督脉，位居脑后，故有定志安神、息风止痉、化痰定惊之功，主治癫狂、痫证、癔症、惊悸、中风不语、眩晕等。

现代医学新用法

现代常用于治疗：神经系统疾患，如癫痫、精神分裂症、脑血管意外及后遗症、高血压脑病、聋哑病、神经性头痛、眩晕；呼吸系统疾患，如咽喉炎，急、慢性支气管炎，感冒，各种热病；运动系统疾患，如颈椎病，颈项部神经、肌肉疼痛，腰背肌软组织疾患等。

功效指压

端坐位，以食指或中指指腹点揉风府穴。点揉的手法要均匀、渗透，使力量深达深层局部组织，以局部有酸胀感为佳，点揉时切忌摩擦头皮或头发。

每天尽量做到早晚各一次，每次按揉3～5分钟，可两手交替操作。

风池穴——抵挡风邪的头部卫士

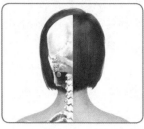

风池穴因空气传来的水湿之气受外部之热胀散并化为阳热风气输散于头颈各部而得名。风池是足少阳胆经的穴位，位于头项之交界处，此处正好是进入头部的通道，因此，此穴具有抵挡风邪入侵的作用。正坐或俯伏，于项后枕骨下两侧凹陷处，当两条隆起的肌肉上端之间的凹陷处取此穴。

按揉风池，消除疲劳及疼痛

风池穴是头部要穴，具有抵御外邪及清热解毒的功用，而感冒头痛多由风邪入侵或湿热引起，因此，刺激风池穴可达到缓解头痛的目的。此外，每天早晚按揉风池穴10次，还可以缓解颈部疼痛。颈部疼痛多由疲劳引起，而风池在头颈之间，多条经脉从头部由此向下行，按揉风池可活血通络、缓解疲劳，从而减轻或消解疼痛。

按压风池，快速消灭颈性头晕

颈性头晕是由颈部劳损、外伤和炎症等因素刺激或压迫周围的神经和血管，从而引起脑部供血不足而出现的以头晕、头痛、恶心、呕吐及颈部不适为主症的一类病症。风池位于头、颈交接处，具有疏通经络及益气之功效，常常以适中力度按压此穴，可消除颈椎压力，恢复颈椎正常功能，以改善头部供血，消除头晕、头痛、恶心等症状。

按压风池，预防感冒

中医认为，风寒感冒多由外邪入侵引起，风池是头部抵御外邪的门户，具有预防风寒感冒的功效。

具体方法如下：以两手拇指在此穴上用力上下推压，每次推压不少于32下，且次数多多益善。当出现感冒症状时，运用此法还有减缓病情之功效。

现代医学新用法

现代常用于治疗：循环系统疾病，如高血压、脑动脉硬化、无脉症；五官科系统疾病，如电旋光性眼炎、视网膜出血、视神经萎缩、近视、鼻炎、甲状腺肿大；神经系统疾病，如神经性衰弱、流行性乙型脑炎、神经性头痛、癫痫、失眠；运动系统疾病，如落枕、肩周炎、中风后遗症；其他，如感冒。

功效指压

端坐，举起双臂，双手分别置于两侧后头部，以大拇指指尖分别点揉两侧风池穴。点揉时指尖紧贴头皮，避免与头皮或头发形成摩擦。点揉该穴时力度要均匀、柔和、渗透，以有酸胀感为佳。每天尽量做到早晚各一次，每次3～5分钟，双侧风池穴同时点揉。

天柱穴——常按天柱，无落枕之忧

人体以头为天，颈项犹擎天之柱。该穴在斜方肌起始部，天柱骨之两旁，故名天柱。正坐低头或俯卧位，于项部斜方肌外缘之后发际凹陷中，约当后发际正中旁开1.3寸。

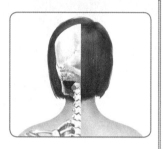

点按天柱穴，缓解落枕疼

一旦发生落枕这种情况，有没有什么穴位可以缓解呢？在颈部后面的天柱穴善于治疗落枕。只需帮助患者点按天柱穴，就可以明显缓解落枕带来的症状。

现代医学新用法

现代医学常用于治疗神经系统疾病，如神经衰弱、失眠；五官科疾病，如咽喉炎、慢性鼻炎、鼻衄等。

功效指压

端坐，举起双臂，双手分别置于两侧后头部，以拇指指尖分别点揉两侧天柱穴。点揉时指尖紧贴头皮，避免与头皮或头发形成摩擦，点揉该穴时力度要均匀、柔和、渗透，以有酸胀感为佳。每天早晚各一次，每次3～5分钟，双侧天柱穴同时点揉。

哑门穴——言语不利特效穴

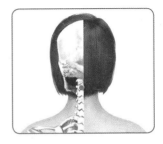

哑，指音哑，因本穴主治"舌缓，喑不能言"，为治哑要穴，故名哑门。头稍前倾，于后正中线入发际半横指（拇指）凹陷中，按之酸痛明显处。

言语不利找哑门

哑门穴，对于舌缓言语不利有特效；另外，该穴还能预防和治疗声音嘶哑、癔症、头痛、颈项强痛等疾病。该穴具开窍醒脑、息风止痉之功，主治舌缓不语、中风尸厥、癫狂、痫证、颈项强急、脊强反折等。

现代医学新用法

现代医学常用于治疗神经系统疾病，如脑血管意外、癔症、癫痫、精神分裂症、脑膜炎、脊髓炎、大脑发育不全、聋哑、神经性头痛；五官科疾病，如声音嘶哑等。

功效指压

端坐位，以食指或中指指腹点揉哑门穴。点揉的手法要均匀、柔和、渗透，使力量深达深层局部组织，以局部有酸胀感为佳，点揉时切忌摩擦头皮或头发。早晚各一次，每次按揉3～5分钟，可两手交替操作。

率谷穴——偏头痛的克星

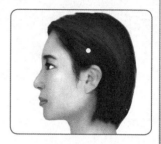

率谷穴归于足少阳胆经，具有清热息风之功，主治头痛、眩晕、小儿惊风等病症。正坐或侧伏，将耳部向前折曲，于耳翼尖直上入发际1.5寸处取穴。

按揉率谷穴，缓解脑部疲劳与疼痛

率谷穴是治疗偏头痛、头晕的特效穴。对于精神容易紧张的人，可以时不时地点按一下这个穴位，便能预防偏头痛的发生。当偏头痛发生时，赶紧点揉这个穴位，往往可以起到缓解的作用。

现代医学新用法

现代医学常用于治疗神经系统疾病，如偏头痛、三叉神经痛、面神经麻痹；其他，如顶骨部疼痛、小儿高热惊厥。

功效指压

正坐，举起双手，指尖向上，掌心向内，以中指或食指指腹点揉两侧率谷穴。点揉时指腹紧贴头皮，避免指腹与头皮或头发形成摩擦，点揉该穴时力度要均匀、柔和、渗透，以有酸胀感为佳。每天早晚各一次，每次3～5分钟，一般双侧率谷穴同时点揉。

颈、肩、胸、腹部
特效保健祛病穴

第三章

廉泉穴——声音嘶哑、咽喉肿痛建奇功

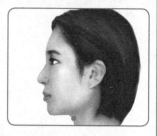

廉，作棱形解，喉头结节如棱，清洁之意。穴在结喉上，舌本下，因喻舌腺体所出之津液犹如清泉，故名廉泉。别名本池、舌本、舌下。正坐仰靠位取穴，当前正中线，喉结上方，舌骨下缘凹陷，按之酸胀处。

勾点廉泉，滋润干渴喉咙

声音嘶哑，是生活中常见的一种症状，多是由于发音不当而损伤了喉咙，或者休息不足导致虚火上炎祸及喉咙，或者吃了过于辛辣的食品导致火气郁结于喉咙等原因所致，声音嘶哑常常还会伴有咽喉肿痛，以致咽口唾沫或凉水都觉得疼痛，严重者由于疼痛而不能说话，看似小病，却让人异常痛苦。

那么，出现上述这种情况时，应该怎么办呢？在喉结上方，舌骨下缘凹陷处有一穴位——廉泉穴，可以解决这种痛苦。

用拇指勾点该穴，可感觉口中津液慢慢渗出，咽喉得到津液的滋润，症状很快就能得到缓解。

该穴出自《素问·刺疟论》的"舌下两脉者，廉泉也"。别名本池、舌本、舌下。

勾点廉泉，通利舌咽

舌，至柔之物也；本，根本也；意指本穴聚集的天部水湿为任脉气血的来源根本。本穴位处头面的天部，而任脉气血为至柔之性，其所能上行头面的天部，是在外界之热的作用下方能至此，如无外界之热助则任脉气血就无法构成内外无端的循环，因此，任脉气血能上至头面任脉就有接续之源，故本穴名为舌本。具有清热祛风、化痰开窍、通利舌咽之功效，主治舌下肿痛、舌根急缩、舌纵涎出、舌强、口舌生疮、暴喑、咽喉肿痛、聋哑等症状。

勾点廉泉，宣肺化痰

廉泉穴具有宣肺化痰、止咳平喘之功，用于治疗咳嗽、气喘等。

现代医学新用法

现代医学常用于治疗五官科疾病，如舌肌麻痹、咽炎、舌炎、喉炎、扁桃体炎；其他，如聋哑、中风失语、声带麻痹、舌根部肌肉萎缩、气管炎等。

功效指压

端坐位，以拇指指腹点揉廉泉穴。点揉的力度要均匀、柔和、渗透，使力量深达深层局部组织。每天尽量做到早晚各一次，每次点揉3～5分钟，可双手交替操作。

天突穴——咳喘患者可找它

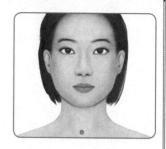

突，突出也。穴在胸骨上窝正中，颈喉结下2寸处，内应肺系，因肺气通于天，结喉高而突出，故名天突。取正坐仰靠位取穴，当前正中线，胸骨上窝中央凹陷处。

按揉天突，预防咳嗽气喘

中医学认为，肺为娇脏，当致病邪气侵犯肺脏时，肺多以咳嗽或气喘的信号来警告我们。大多数咳喘初发病时症状较轻，病情进展则出现咳嗽喘促剧烈，进一步恶化还会引起肺系的其他疾病，使治疗更为棘手。

天突穴位于胸骨上窝正中，当咳喘发生时，气机从肺部上冲经过天突穴部，按揉天突穴可抑制咳嗽气喘的发生，该穴尤其善于治疗咳喘，并且对于肺系疾病引起的其他症状，如胸痛、咽喉肿痛、声音嘶哑等都有特效。

宽胸理气，清肺泄热

天突穴位于左右胸锁乳突肌之间，深层左右为胸骨舌骨肌和胸骨甲状肌；布有皮下颈静脉弓、甲状腺下动脉分支；深部为气管，再向下，在胸骨柄后方为无名静脉及主动脉弓；布有锁骨上神经前支。

🌸 按揉天突，防止咽喉肿痛

天突一词出自《灵枢·本输》的"缺盆之中，任脉也，名曰天突"。后在《针灸甲乙经》中成为玉户；《千金翼方》成为天瞿。

本穴内通胸气，具有宽胸理气、和胃降逆、化痰散结之功，主治胸中气逆、噎嗝、梅核气、瘿气等。本穴还有清肺泄热、利咽开音、消肿止痛之功，主治咽喉肿痛、暴喑等。

🌸 现代医学新用法

现代医学常用于治疗呼吸系统疾病，如咽喉炎、扁桃体炎、声带麻痹、失语症、支气管炎、支气管哮喘、支气管扩张、肺炎；消化系统疾病，如食管炎、膈肌痉挛、神经性呕吐、急性胃肠炎等；其他，如甲状腺肿大。

🌸 功效指压

仰卧位或端坐位，以中指指腹按压天突穴。按压的力度要均匀、柔和、渗透，使力量渗透入穴位下方的局部组织，切忌用力过猛。

每天尽量做到早晚各一次，每次点揉3～5分钟，可双手交替操作。

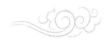

肩井穴——治疗头、肩疼痛之胆经要穴

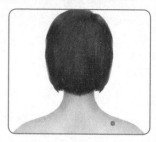

肩井穴具有祛风清热、活络消肿的功效。可主治高血压、中风、乳腺炎、功能性子宫出血、肩酸痛、头酸痛、眼睛疲劳、耳鸣、落枕、颈项肌痉挛等症。正坐，位于人体肩上，前直乳中，当大椎与肩峰端连线的中点，即乳头正上方与肩线交接处。

常保肩井通畅，疼痛去无踪

如果说肩井穴是人体的井口，而脚底的涌泉穴则为人体的井底，为这口井提供充足的水。人体气血从涌泉穴喷涌而出并上行至全身，而肩井在上部与之呼应，形成一个强大的气场，使全身气血舒畅，疼痛自然也就去无踪了。

常按肩井穴，帮助解决乳腺问题

肩井穴是胆经里联络最广的穴位，胆经又正好要从乳房旁边绕一圈儿，因此，肩井穴是治疗乳腺炎、乳腺痛等乳腺疾病最有效的穴位之一。当乳腺胀痛或增生时，应立即按肩井穴，直到肩井穴不再感觉疼痛为止。具体方法：取坐位，双手中指分别按于两侧肩井穴，用指力由轻到重地边按边提拔肌肉。

❧ 刺激肩井穴，利于淋巴结结核的治疗

淋巴结结核病是肝气郁结所致。肝中的郁结之气顺着胆经宣泄不出去，堵塞在淋巴结处引起结核病。肩井穴是足少阳胆经上的重要穴位，胆经通肝，刺激胆经上的肩井穴，可助肝中的郁结之气排出体外，有利于淋巴结结核的治疗。本穴位于肩上，为手足少阳、阳维之会，具有疏经活络、祛风除痹、通经止痛之功，主治肩背痹痛、手臂不举、颈项强痛等。肝与胆相表里，本穴归于胆经，具有理气活血、通络消痈之功，主治乳痈、难产等。本穴具有息风开窍、豁痰开郁、清热散结之功，主治中风、瘰疬、诸虚百劳等。

❧ 现代医学新用法

现代常用于治疗：循环系统疾病，如脑卒中、高血压；神经系统疾病，如神经衰弱；妇科系统疾病，如乳腺炎、乳腺增生、功能性子宫出血；运动系统疾病，如落枕、颈项肌痉挛、中风后遗症、小儿麻痹后遗症。

❧ 功效指压

一手搭于对侧肩头，用中指指腹按揉肩井穴，或用中间三指指腹按揉肩井穴区。按揉的手法要均匀、柔和、渗透，以局部有酸胀感为佳。早晚各一次，每次按揉2～3分钟，左右手交替按揉。

云门穴——治咳嗽咳痰

云，云雾；门，门户也。《素问·阴阳应象大论》曰："云出天气，天气通于肺。"本穴为手太阴肺经脉气所发，为肺气出之门户，故名云门。正坐位，用手叉腰，当锁骨外端下缘出现的三角凹窝的中点处。

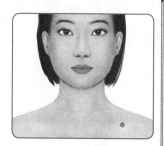

拨开肺部的阴云

"云门"，顾名思义，出入云的门户。云——水、气氤氲而成。

肺主"气"，肺为"水"之上源。肺的功能正常，则人体之"气"运行通畅，人体之"水"流通正常；若肺的功能降低，水和气聚而不去，氤氲而成浊云雾露，笼罩于肺，就会引起咳嗽、痰多等症状。

肺为清净之脏，浊气笼肺，如同云雾笼罩天空一样，若能云破天开，方可见碧空万里。

该穴出自《素问·水热穴论》的"云门、髃骨、委中、髓空，此八者以泻四肢之热也。"

咳嗽气喘找云门

"云门"之名，就是因为经常按揉云门，可以消散肺之浊云雾露，浊云雾露得消，则咳嗽、咳痰等症应手而解。咳嗽，是日常生活中常见的症状。按揉云门穴，可以解决咳嗽带来的烦恼。

按揉云门，治疗呼吸系统疾病

云门穴归于手太阴肺经，居胸肺之上，肺及支气管疾病时常在此处有过敏压痛。按压云门具有清宣肺气、止咳化痰、降逆平喘之功，主治咳嗽、气喘等呼吸系统疾病。按压云门还具有宽胸理气、通阳止痛之功，主治胸痛、胸中烦热等。按压云门还具有通经活络、活血止痛之功，用于治疗肩背痛等。

现代医学新用法

现代常用于治疗：气管炎、胸痛、哮喘、肩关节周围炎等。肺及支气管疾患时常在此处有过敏压痛。

功效指压

正坐或仰卧位，以中指指腹按揉对侧的云门穴。按揉的力度要适中，以微有酸痛感为度，不可用力过大，顺时针和逆时针交替按揉，两手交替反复进行操作，每次适度按揉1～2分钟。

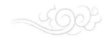

中府穴——咳喘、胸痛的克星

中，中焦；府，聚也，即聚集的地方。手太阴肺经之脉起于中焦，此穴为中气所聚；本穴又为肺之募穴，故肺、脾之气聚于此穴，故名中府。该穴位于膺部，故又称为膺俞。正坐位，以手叉腰，先取锁骨外端下方三角窝中心凹陷处的云门穴，当云门穴直向下推一条肋骨，与第1肋间隙平齐处即是该穴。

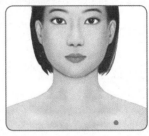

按揉中府，缓解咳嗽

每当遇到天气变化、季节转换，或者晚上睡觉没有盖好被子不慎感受风寒，或热天大汗、劳累后感受风邪而酿成风热之症，不少人会出现咳嗽的症状，咳嗽剧烈者还可伴有胸痛，此时指压中府穴能明显缓解这些症状。该穴能治疗气短、胸闷、呼吸不畅等肺系疾病。

长按中府，神气十足

中府穴为肺经的起始穴，《针灸大成》谓该穴"治少气不得卧"，肺主气、司呼吸，少气则呼吸不利，气不足以息则睡卧不安。中府穴为肺之募穴，为肺气结聚处，所以按压该穴可使呼吸通利，清气运行通畅，使人精气神充足，神采飞扬。

按揉中府，缓解胸闷烦热

该穴为肺经的起始穴，且为肺之募穴，当发生肺炎、肺结核、肺癌时，按压该穴可缓解上述肺病引起的咳嗽气喘、胸闷烦热等症状。

健脾祛湿，改善血液循环

该穴为手太阴肺经和足太阴脾经的交会穴，故能健脾祛湿，消除腹胀、腹泻、四肢肿胀等症状。按压该穴可改善局部血液循环，治疗瘰疬、胸肌疼痛、肩背痛，还能起到丰胸的作用。

现代医学新用法

现代研究表明，刺激中府穴可以缓解支气管平滑肌的痉挛症状。

功效指压

正坐或仰卧位，以中指指腹按揉对侧的中府穴，按揉该穴时，酸痛感明显，按揉的力度适中，以舒适为度，不可用力过大，顺时针和逆时针交替按揉，两手交替反复进行操作，每次按揉1～3分钟。

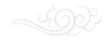

膻中穴——疏理胸中闷气

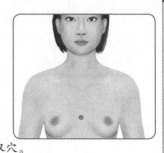

中，指胸腔中央，穴为心包之所在，喻为心主之宫城，故名膻中。别名元儿、上气海、元见。仰卧位，男子于胸骨中线与两乳头连线之交点处取穴；女子则于胸骨中线平第4肋间隙处取穴。

按揉膻中，排遣胸中闷气

当人非常气愤时，往往会感到胸中憋闷，这是由于气愤而生出的多余恶气郁结在胸口所致。这一团恶气会扰乱机体的正常运行。

此时，最好把心态放平和，同时配合按揉膻中穴，不仅可驱散憋闷于胸中的怒气，还可调顺人体正常的气，心情也会舒畅许多。

按揉膻中，开郁散结

膻中穴是心包募穴（心包经经气聚集之处），是气会穴（宗气聚会之处），又是任脉、足太阴、足少阴、手太阳、手少阳经的交会穴，具有理气活血通络，宽胸理气，止咳平喘的功效。

现代医学研究也证实，刺激该穴有调节神经功能，松弛平滑肌，扩张冠状血管及消化道内腔径等作用。

膻中穴位居胸部，为八会穴之一，气之会，宗气之所聚，是理气要穴，有宽胸理气、通阳化浊、宣肺化痰、止咳平喘、开郁散结之功，主治胸痹心痛、咳嗽、气喘、噎嗝等。本穴为心包募穴，心包为心之外卫，心主神志，故有安神定惊、清心除烦之功，主治心悸、心烦等。

按揉膻中，乳腺保健康

本穴为气之会，位两乳间，是手太阳、手少阳、任脉之会，有行气解郁、通经催乳之功，用于治疗妇女少乳、乳痈等。此外，本穴还有理气活血、祛瘀排脓之功，用于治疗肺痈咯唾脓血等症。

现代医学新用法

现代医学常用于治疗呼吸系统疾病，如支气管炎、支气管哮喘、肺炎；其他，如心绞痛、肋间神经痛、食管炎、乳腺炎等。

功效指压

仰卧位或端坐位，以中指指腹点揉膻中穴，顺时针和逆时针交替点揉。

点揉的力度要均匀、柔和、渗透，使力量深达深层局部组织。

每天尽量早晚各一次，每次点揉3～5分钟，可双手交替操作。

中脘穴——治疗消化系统疾病的要穴

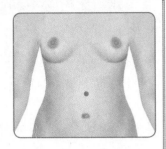

中脘穴，又叫胃脘穴、太仓穴，属任脉，为胃之募穴。仰卧位，于胸剑联合即两侧肋弓交点处与脐中连线的中点处取穴。

揉中脘，专治胃病

中脘穴是胃之募穴，是胃运行的灵魂枢纽。它的主要功用为健脾和胃，经常揉按此穴不仅可治疗胃下垂及十二指肠溃疡等胃及消化系统疾病，还可有效缓解胃痛等不适症状。最常用的方法有二：其一，将双手掌心向下紧贴穴位，向一个方向轻轻做圆周揉搓5～10分钟，以表皮产生热感为宜；其二，用指腹或掌根按压在穴位上，轻轻按揉2～5分钟，也以表皮产生热感为宜。

脾胃同疗，按揉中脘

中脘穴是"后天之本"，因为人体六腑的精气都汇集在这个地方。正因如此，中脘穴对于沟通脾、胃有重要作用。脾胃疾病一般由气虚或气血堵塞引起，按揉中脘穴，可疏通堵塞和补足气血，全面调理脾胃，加强脾胃功能，特别对运化不良的胃部消化问题有特效。按揉中脘穴主要用于治疗消化系统疾病，如胃痛、反胃、胃溃疡、消化不良等；也可用于治疗失眠、癫痫等神经系统疾病。

❧ 点压中脘，预防冻疮

冻疮是由于寒冷造成人体气血不旺，毛细血管收缩产生瘀血导致的，常伴有麻木、疼痛、局部瘙痒之感，并有水肿迹象。用力点压中脘穴，可调节脾胃虚寒，保障血气运行通畅，温阳驱寒，避免患者受外邪寒冷入侵之苦。

本穴归于任脉，为胃的募穴，腑之会，是胃气结聚之处，也是治疗胃病要穴，主治胃脘痛、呕吐、呃逆等。本穴为胃的募穴，足阳明、任脉之会，具有和胃祛湿、清热化痰、养心安神之功，主治惊悸、怔忡、头痛、失眠、脏躁、癫症、痫证、尸厥、惊风等。脾胃为气血生化之源，故本穴有健脾益气养血摄血之功，主治虚劳吐血、产后血晕、便血等。

❧ 现代医学新用法

现代常用于治疗：消化系统疾病，如急、慢性胃炎，胃溃疡，胃痉挛，胃下垂，肠炎，阑尾炎，便秘；精神系统疾病，如癫痫，癔症，精神分裂症，神经衰弱等；其他，如子宫脱垂，支气管哮喘，心脏病，中暑。

❧ 功效指压

仰卧位以中指指腹点揉中脘穴，顺时针和逆时针交替点揉。点揉的力度要均匀、柔和、渗透，使力量深达深层局部组织。早晚各一次，每次点揉3～5分钟，可双手交替操作。

神阙穴——人体要穴，生命根蒂

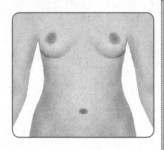

神阙就是"肚脐"，又叫"脐中"，是任脉上的穴位。肚脐是人体最隐秘也最重要的窍穴之一，它与督脉上的命门穴平行对应，前后相连，共同维护人体的生命能源。

神阙形状传递健康信息

此穴主要通过调理脾阳改善疾病，对脾虚引起的消化不良，或者全身性阳气不足引发的怕冷、四肢发凉，以及男女生殖系统疾病等都有效。

此外，它对腹胀、腹痛、肠鸣、腹部水肿、泻痢脱肛及中风引发的脱症等都有独特的疗效。

神阙是人体重要的急救穴位。根据国外临床医学研究，从肚脐的形状，可以辨别出身体的健康状况。

神阙穴保健的具体方法如下：女性身体健康、卵巢功能正常的标志是肚脐呈枣核形；男性精力充沛、脏腑正常的标志也为此形。若肚脐眼向上延长几乎成三角形，那就表示胃、胆或胰腺有问题；若呈海蛇形，则预示肝有问题；若肚脐凸出，就应注意防治腹水或卵巢囊肿；相反，若凹陷，就应注意腹部炎症；若肚脐变浅或变小，就应该注意体内激素的分泌。

保健养生、益寿延年要穴

向内，神阙连着人体的真阳、真气，因此，对全身阳气，它是大补穴。

此外，任、带、冲三脉又经过此穴，因此，本穴又可连通五脏六腑，刺激神阙一穴，便可调理全身。

由此可知，按摩神阙穴，可以使人体内真气充足，保持饱满的精神状态和充沛的体力。只要持之以恒地对本穴进行按摩，便可轻身延年，常保面色红润，且使腰肌强壮、耳聪目明。

迅速渗透，敷脐祛病

肚脐是腹壁最后闭合的地方。因此，此穴上的表皮层角质最薄，对药物及其他物质的阻挡能力也最弱。

此外，肚脐下不仅存在一般皮肤的微循环，还分布有极其丰富的静脉网和腹下动脉分支。

所以，药物可以通过脐部直接进入体内循环。神阙采用敷药法可治疗小儿腹泻、遗尿、妊娠呕吐、痛经偏虚寒瘀血等症。

按揉神阙穴，缓解腹痛、腹泻

腹痛、腹泻时，可以手掌轻轻按摩神阙穴，或者先以热毛巾覆盖，再予以按摩。可以治疗慢性腹泻、脱肛、肢体水肿及虚脱、精力差等。

气海穴——对抗虚劳之特效穴位

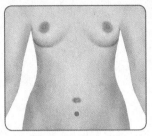

气海穴是肓之原穴，属任脉。仰卧位，先取关元，于脐中与关元连线之中点取穴，或在腹中线上，脐下1.5寸处取穴。气海具有调经固经、益气助阳的功用，临床上常用于治疗虚脱、瘦弱、体弱乏力、腹泻、痢疾、阳痿、遗精、痛经、闭经、带下、崩漏、恶露不尽等症。

理气化湿，主治多种病症

"邪之所凑，其气必虚"。中医认为，湿邪阻滞气机便会引发多种疾病。气海穴位于人体阳气蒸发为阴液的关键部位，经常按摩，可理气化湿，温补五脏六腑，对湿邪入侵引起的各种内科、男科及妇科病有疗效，更有医家认为，此穴关乎人之性命。

补益劳损之关键穴

俗语有云，"气海一穴暖全身"。气海穴掌控着全身气机，具有强壮身体的功用。经临床证明，气海穴可调整人体虚弱状态，增强人体免疫力，改善先天羸弱、后天劳损所致的体虚症状。因此，气海穴为补虚益阳的要穴，可常以拇指轻缓按揉，或者将中指指端放于气海穴，顺时针方向按揉2分钟，揉至发热时疗效佳。

🦋 补气利血之要穴

气海穴连通着人体内外的能量交换。常按气海穴，可使人体经血畅通，经气充溢，身心舒畅，还可促进胃肠蠕动，强化消化功能。具体方法如下：先以右手掌心由内而外顺时针打圈按摩100～200次，再以左掌心逆时针打圈同样的次数，至有热感为止。

🦋 现代医学新用法

本穴为人体强壮要穴，具有大补元气、补血填精、益气固脱之功，主治中风脱症、脏气虚惫、形体羸瘦、四肢乏力、遗精、阳痿、带下、遗尿、淋证、癃闭等。任脉为阴脉之海，且任主胞胎，本穴归属任脉，有补肝肾、调冲任、理气血之功，主治月经不调、痛经、崩漏、阴挺、恶露不止、胞衣不下、不孕等。本穴用于治疗绕脐腹痛、水肿鼓胀、腹胀、便秘、水谷不化、泄泻、痢疾等。现代常用于治疗：泌尿生殖系统疾病，如尿潴留，泌尿系统感染等；妇科疾病，如功能性子宫出血，盆腔炎等；消化系统疾病，如胃炎，肠炎，肠麻痹，阑尾炎，腹膜炎等。

🦋 功效指压

仰卧位，以中指指腹点揉气海穴，顺时针和逆时针交替点揉。点揉的力度要均匀、柔和、渗透，使力量深达深层局部组织。早晚各一次，每次点揉3～5分钟，双手交替操作。

关元穴——调节内分泌、强身治病要穴

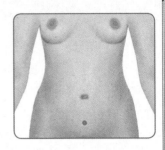

关元穴是小肠之募穴，又是任脉要穴。正仰卧位，在下腹部，前正中线上，脐下3寸。

养护男女泌尿生殖系统有奇效

关元穴是男子藏精、女子蓄血之处。它位属下焦，为足三阴、任脉之交会穴，内有肾脏、小肠、膀胱、胞宫、前列腺等脏腑组织。因此，关元穴可统治足三阴、小肠、任脉上的诸病，具有补肾壮阳、理气和血、壮元益气等作用。临床上，此穴可用于治疗遗精、阳痿、早泄、性功能低下等男科疾病，还可解决月经不调、闭经、白带异常、子宫脱垂等妇科问题。

常按关元穴，男人更健康

本穴为小肠募穴，能调节肠胃泌别清浊、消化、吸收、转运功能，具有温肾壮阳散寒、健脾益气止泻的作用，用于治疗少腹疼痛、呕吐、泄泻、脱肛等。关元穴能大补元气，有益气摄血之功，用于治疗崩漏、恶露不止、便血、尿血等。本穴为任脉与足三阴经交会穴，近膀胱居下腹，有补肾利尿、祛湿利水之功，用于治疗小便不利、水肿、尿频、遗尿等症。

从阴阳学的角度来讲，男性属阳，阳气不亏，才能保证身体健康。关元穴具有培阳固元、强精健体的功效。男人过了30岁，常按摩此穴位，可使身体强健。具体手法如下：以关元穴为中心，用单手手掌向一个方向反复按揉3～5分钟，力道以轻柔为主，然后配合呼吸，再按压此穴3分钟；或者取仰卧位或坐位，先用食指或中指顺时针方向按揉关元穴2分钟，再点按30秒，以局部有酸胀感为宜。

常按关元，恢复青春活力

关元穴在延年益寿、保持青春活力方面有奇效。具体方法如下：仰卧，双手反复轻柔拿捏该穴，或用拇指点按关元穴1分钟，以局部有酸胀感为宜，每日或隔日一次。

现代医学新用法

现代常用于治疗：消化系统疾病，如细菌性痢疾，急、慢性肠炎；泌尿系统疾病，如肾炎，水肿，睾丸炎，尿潴留，尿失禁，性机能减弱。本穴为泌尿生殖及诸虚劳损病的常用穴。

功效指压

仰卧位，以中指指腹点揉关元穴，顺时针和逆时针交替点揉。点揉的力度要均匀、柔和、渗透，使力量深达深层局部组织。每天早晚各一次，每次点揉3～5分钟，可双手交替操作。

中极穴——排尿异常不着急

中，指中点；极，指尽头处。穴当身之上下之中点，又当躯干尽头处，故名中极。采用仰卧的姿势，将脐与耻骨联合上缘中点之间连线并分为五等分，由下向上1/5处取穴。

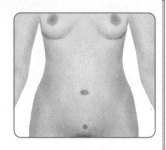

排尿异常不用慌

膀胱是人体储存和排出尿液的器官，如果排尿出现异常，多责之于膀胱。位于肚脐下4寸处的中极穴是膀胱的募穴，是反映和治疗膀胱疾病的首选穴位。对于遗尿、小儿经常性的尿床、小便排出不畅或难以排出、小便时伴有疼痛等症状，都可选用中极穴进行治疗。

男女健康的保证

中极穴不但善于治疗泌尿系统疾病，而且对于男科疾病和妇科疾病都有比较好的疗效，是日常生活中的重要保健穴位。任脉为阴脉之海，本穴归于任脉，为任脉与肾经交会穴，有补肾培元、溢精血、壮元阳之功，主治遗精、阳痿、早泄、月经不调、痛经、崩漏等。脾主运化，肝主疏泄，通三焦，利水道；肾主水，司膀胱开阖。

本穴为任脉与足三阴经交会穴，膀胱募穴，是膀胱经气结聚之处，故对水液代谢有调节作用，具有补肾利尿消肿、清热利湿止痒之功，主治小便不利、水肿、阴痒、带下等。本穴为任脉与足三阴经的交会穴，有补肝肾、调冲脉、理气血、温经散寒之功，主治痛经、不孕、积聚疼痛、恶露不止、胞衣不下等。

❀ 现代医学新疗法

现代常用于治疗肾炎，尿路感染，膀胱括约肌麻痹，尿潴留，遗尿，闭经，白带过多，不孕症，盆腔炎，功能性子宫出血，输卵管炎，子宫内膜炎，坐骨神经痛等。

❀ 功效指压

仰卧位，以中指指腹点揉中极穴，顺时针和逆时针交替点揉。点揉的力度要均匀、柔和、渗透，使力量深达深层局部组织。每天早晚各一次，每次点揉3～5分钟，可双手交替操作。

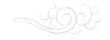

肓俞穴——消脂散热第一穴

肓俞穴，又叫"子户"，为冲脉与足少阴交会穴。肓俞穴位于人体腹部，在肚脐中点左右旁开0.5寸处。胞宫中的膏脂之物，经由此穴，散热冷凝输散于腹部各部。

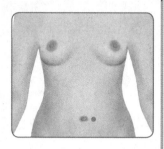

指压肓俞，消除腰腹赘肉

腰腹赘肉是由于气血运行不畅、新陈代谢缓慢引起脂肪堆积于腰腹而形成的。采用指压肓俞等腹部穴位，可加快胃肠蠕动，帮助排气、散热、排便，加速新陈代谢，消除脂肪；而运动可紧实腰腹线条，达到平腹及美化腰腹线条的目的。

采用指压此穴减肥是通过调整特定区域的经络，调节五脏及内分泌等达到目的。

具体方法：用拇指指腹点按肓俞穴约1分钟，直到感觉酸胀为止，左右手交替进行。

运动＋按摩，修炼小蛮腰

每天饭后1～2小时，单脚站立30秒，且在站立时同时将另一脚向后弯曲，使大腿和小腿垂直，且双手要全程维持平举姿势，然后换一条腿再站30秒。在完成站立后，平躺在床上，依次取水分、肓俞、天枢及大巨4穴，分别以食指指腹进行按压直到有酸胀感。

刺激肓俞，解除肥胖者便秘

肓俞穴具有利气、调肠、温中的功用，不仅可加速脂肪燃烧，还可保持肠道畅通，改善便秘。刺激此穴，对伴有便秘的肥胖患者，无疑是最佳选择。

为达到最佳的治疗效果，在刺激肓俞穴的同时，还应配合一些常规的减肥穴位，如中脘、天枢、足三里、三阴交等穴位。

此外，配内庭穴、天枢穴可治胃痛、腹痛、疝痛、尿道涩痛等。

现代医学新用法

现代医学常用于治疗：腹泻、绕脐痛、痢疾、疝气、腰背痛、月经不调、呕吐等。可治疗因姿势不良或运动伤害造成的腰扭伤、月经不调、月经过多、痛经、闭经、不孕、呕吐、便秘、腹泻、腹痛、胃溃疡、十二指肠溃疡、易倦等症。因腹泻导致体力不济，可按此穴恢复体力。

功效指压

将肓俞穴配天枢穴、足三里穴、大肠俞穴按摩，可有效治疗便秘、泄泻、痢疾等。将肓俞穴配中脘、足三里、内庭、天枢可治胃痛、腹痛、疝痛、排尿时尿道涩痛等。

梁门穴——胃痛呕吐梁门帮你解危难

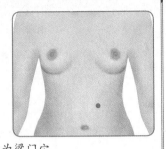

横木为梁。心之积日梁，指脐上心下部积聚如横梁，穴能消积化滞。梁，指膏梁之物，喻该穴为津梁关要，胃气出入之重要门户，故名梁门。仰卧位，取剑突与脐连线的中点，旁开2寸，按之酸痛处为梁门穴。

支撑胃的大梁

梁门，为什么叫这个名字呢？许多住过院子的北方人都知道，以前北方大多数平房都是有屋脊的，在三角形的屋脊下方有"梁"，梁下有柱子支撑整个房屋的重量，这就是北方平房内部的"骨架"。

"梁门"这个词，就取这个穴位的位置进行形象的命名。梁相对于房屋，就如同梁门相对于胃的位置；"门"意思是人吃进胃里的东西到了这个位置，就应该停止了，不能再吃了。

这个穴位可以治疗胃痛、呕吐、不思饮食等胃部疾病。可以协助旁边"诸气之会"的中脘穴，发挥对胃的保健和治疗作用。

健脾胃有奇效

本穴归足阳明胃经，居胃脘部，具有健脾和胃、降逆止呕、消食化滞、祛湿止泻之功，主治胃痛、呕吐、不欲食、泄泻等症。

如《针灸大成》曰：本穴治胁下积气、食饮不思、大肠滑泄、完谷不化。

现代医学新用法

现代医学常用于治疗胃炎、胃下垂、胃溃疡、消化不良、神经性胃炎引起的胃痉挛、食欲不振等，还可治疗黄疸和胆石症。

功效指压

仰卧，双手分别置于两侧的梁门穴，用中指指腹进行点揉，顺时针和逆时针交替进行。点揉时力度要均匀、柔和、渗透，使力量深达深层组织。

每天尽量做到早晚各一次，每次3～5分钟，一般双侧同时点揉。

将梁门穴配以公孙、内关、足三里，可以治疗胃痛、腹胀、呕吐等症。

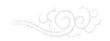

天枢穴——理肠消疾特效穴

天枢穴属足阳明胃经，是大肠募穴，阳明脉的脉气由此而发。该穴总辖大肠经的气血募集，具有理气消滞、调理肠腑的功用，临床上常用于治疗消化不良、恶心、呕

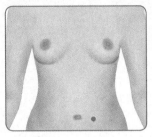

吐、腹痛、腹胀、泄泻、便秘、腹水等症。该穴位于人体腹部，肚脐旁开2寸处。取穴时需仰卧。

指压天枢，升清降浊

天枢穴位于人体腹中，就位置而言，它位于人体的中点，上行清气与下行浊气在此处交会，就像一个主管人体气机沉浮的枢纽，保障肠腑功能正常运行。因此，它是临床常用穴位。按压此穴，可治疗痢疾；与足三里配合，可消滞、理气，治疗肠鸣、腹胀；与气海穴相配合，可缓解肚脐周围疼痛。

按揉天枢，治疗便秘

天枢穴是大肠募穴，刺激它可理肠通气，调整失调的肠腑功能，加速其运行，使"毒素"尽快排出体外。具体方法是在排便时，将左手中指置于穴位上，并加力按揉1分钟左右，以有酸胀感为宜，当有便意时，最好屏气以加快排便。

以按揉法，增强胃动力

天枢是大肠募穴，总辖大肠经的气血，而人体内的五脏六腑又是相邻相通的关系。因此，任何部位受到外邪侵入，都会在天枢穴处有所反应。如果胃部不舒服，可通过按揉天枢穴来调理胃肠功能，增强肠道蠕动，消除胃部积滞，从而提高胃动力。手法与治疗便秘的手法相同。

按压天枢，治疗腹泻

天枢穴主辖人体气机沉浮，按揉此穴可调整人体气血运转，增强脾胃功能，提高人体体液和细胞免疫能力，改善因虚火上浮引起的腹泻等疾病。具体方法如下：待患者排便后，使其保持仰卧位或坐姿，撩开衣物将肚脐露出，施治者以拇指指端由轻渐重地按压双侧天枢穴4～6分钟。

现代医学新用法

现代常用于治疗：消化系统疾病，如急慢性胃肠炎，细菌性痢疾，小儿单纯性消化不良，阑尾炎，腹膜炎，肠麻痹，肠道蛔虫症，小儿腹泻，便秘，胆囊炎，肝炎。

功效指压

仰卧，双手分别置于两侧的天枢穴，用食指指腹进行按揉，顺时针和逆时针交替进行。按揉时力度要均匀、柔和、渗透，使力量深达深层组织。每天早晚各一次，每次3～5分钟，一般双侧同时按揉。

大巨穴——美胸特效穴位

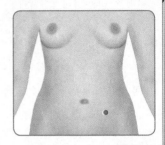

大巨穴具有传输胃经经水的功用，位于人体下腹部，脐中下2寸，旁开2寸处。

按压大巨丰胸美胸

大巨穴离人体胞宫非常近，胞宫是人体储藏生命遗传物质的场所，蕴涵人体精华。刺激大巨穴，可间接起到刺激胞宫的作用，对女性而言，有利于加速雌激素的分泌，而雌激素的分泌对乳腺又将产生刺激作用，促进乳房的再发育，让女性拥有坚挺的乳房和傲人的胸部曲线，增强女性魅力。

具体手法如下：先将单手拇指置于大巨穴上，然后深吸一口气，再慢慢吐出，在吐气的过程中，用拇指压下穴位并保持6秒钟，吸气时再松开。如此再做5次即可。

按摩大巨穴，消解腹部脂肪

腹部是平时运动时极容易被忽略的部位，因此，脂肪易聚集于此，形成肚腩，影响体形。大巨穴是胃经经水传输的门户，刺激该穴位，可增强胃动力，促进肠道蠕动，使胃肠气血通畅，新陈代谢加快，加速脂肪的消解和排出。以肚脐为中心，重点按摩大巨穴并配合腹部其他穴位做圆周按摩，消脂效果更佳。

归来穴——治疗妇科、男科病的保健穴

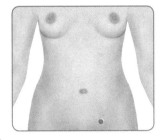

仰卧位取穴，以四横指相并（除拇指）的横向宽度为3寸，肚脐下4寸，旁开2寸，按之酸痛明显处即是该穴。

活血调经的"当归"

归来，是治疗妇科疾病的重要穴位。凡是妇科疾病如月经不调、带下过多或过少等，都可以取归来穴进行治疗。

有效治疗男科、妇科各种疾病

本穴有温经散寒、理气止痛之功，主治腹痛、阴睾上缩入腹、阴冷肿痛等症。本穴还有健脾益气、升阳固脱之功，主治疝气、阴挺、白带异常、月经不调、痛经、盆腔炎、卵巢炎、子宫内膜炎、睾丸炎、阴茎痛及其他生殖器疾病。

功效指压

仰卧，双手分别置于两侧的归来穴，用食指指腹进行点揉，顺时针和逆时针交替进行。点揉时力度要均匀、柔和、渗透，使力量深达深层组织。每天早晚各一次，每次3～5分钟，一般双侧同时点揉。

天池穴——胸闷心痛常按能消

仰卧位，先定第4肋间隙，然后于乳头中点外开1寸处取穴。女性应于第4肋间隙，锁骨中线向外1寸处取穴。

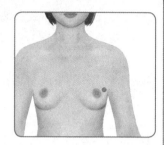

治疗心血管各种问题

经常会心情不好，感到有气无力、心胸憋闷，甚至胸部偶尔会出现疼痛感，这往往是心血管出现问题的征兆。为了防治这种疾病，应该多按揉一下天池穴。

现代医学新用法

按摩天池穴可治疗咳嗽、哮喘、呕吐、胸痛、胸闷。可防治循环系统疾病，如心绞痛、心脏外膜炎；妇科疾病，如乳腺炎、乳汁分泌不足。

功效指压

正坐或仰卧，双手举起，掌心朝向自己的胸前，四指并拢指尖相对，用拇指指腹垂直向下按压此穴，有酸痛感，每次只按压一侧穴位，或双侧同时按压1～2分钟，早晚各一次。

期门穴——治肝、排毒要穴

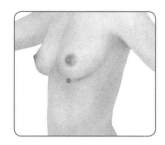

仰卧位，先定第四肋间隙的乳中穴，并于其直下二肋（第6肋间）处取穴。妇女则应以锁骨中线的第6肋间隙处定取。

按揉期门疏经丰胸

经常按揉期门，除了能排毒养颜，还可丰胸、去痛。因为期门穴位于乳下，按摩此穴位可促进女性胸部血液循环，具有疏经活血的功用，可促进乳房发育，改善因气血淤积造成的乳房疼痛。具体按摩方法：取坐位或仰卧位，对侧中指指腹面按于期门穴，顺时针方向按揉2分钟，手法用力宜适中，以局部有酸胀感和轻度温热感为度。

指压期门，改善经期气色

导致女性月经不规律的原因有二：一是肾虚；二是肝气郁结，且多以第二种原因为主。期门穴是肝经上的要穴，对调理肝脏有重要作用。因此，按摩此穴可调肝解郁，调节月经规律，改善气血不足引起的面色苍白等问题。具体手法如下：分别将双手的中间3个指头并拢，放在两侧穴位上，然后一边吸气，一边加力按压；一边吐气，一边放手，直至有酸麻感即可。它对肝脏排毒等问题引起的皮肤粗糙、肤色蜡黄等也有很好的治疗效果。

日月穴——保护胆囊，预防胆结石

日月穴为胆经募穴，胆者，中正之官，决断出焉。因决断务求其明从日从月，故而得名。别名神光、胆募。正坐或仰卧，于锁骨中线之第7肋间取穴；或乳头向下摸取3个肋间隙处取该穴。

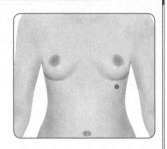

按揉日月穴，预防胆结石

日月穴归于足少阳胆经，是胆之经气结聚之处，具有疏肝解郁、理气止痛、清热利湿、利胆退黄之功，主治胁肋疼痛、胃痛、呕吐、胀满、黄疸等。

疏肝利胆，保护肠胃

本穴为足太阴、足少阳之会，具有疏肝健脾、利胆和胃、降逆止呕之功，主治呕吐、吞酸、呃逆、胃及十二指肠溃疡，以及急性或慢性肝炎、肋间神经痛、疝气。

功效指压

正坐或仰卧，双手握拳置于上腹部，以双手的拇指指腹按揉两侧的日月穴。按揉时指腹紧贴皮肤，避免与皮肤形成摩擦，力度要均匀、柔和、渗透，以局部有酸胀感为佳。早晚各一次，每次3～5分钟，双侧日月穴同时按揉。

大包穴——大包能解岔气

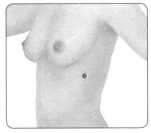

大包穴为脾之大络，统络阴阳诸络，灌溉五脏，故名大包。本穴位有宽胸理气、疏肝利胁、祛瘀止痛、降气平喘之功，主治胸胁痛、气喘等。侧卧举臂，于第6肋间隙之腋中线侧方取穴，或在腋中线上，从乳头所在的肋间隙向下摸取两个肋间隙处，就是该穴。

按摩大包，紧急止痛防岔气

饭后由于活动过量，侧胸胁部有股气憋住了的感觉，疼痛难耐，俗称"岔气"。当岔气的时候，按揉大包穴可以及时解决岔气问题。

现代医学新用法

现代常用于治疗支气管哮喘、心内膜炎、胸膜炎、肋间神经痛、全身无力等。

功效指压

仰卧位或坐位，以拇指指腹分别点揉两侧的大包穴，顺时针和逆时针方向交替点揉。点揉的力度要均匀、柔和、渗透，不可使用蛮力，以免引起损伤，以局部有酸痛感为佳。早晚各一次，每次点揉3～5分钟，两侧大包穴同时点揉。

大横穴——止泻止痛急救穴

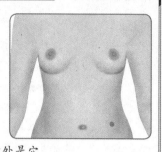

横，平齐之意。穴在脐两侧4寸，与脐在同一水平线上。因平出脐旁的距离较肓俞（平出脐旁5分）、天枢（平出脐旁2寸）等穴都大，故名大横。仰卧，先取脐中（神阙穴），于其旁开4寸处是穴。

按揉大横治腹痛

大横穴归于足太阴脾经，位居脐旁，具有通调肠腑、健脾和胃、温阳散寒、理气止痛、祛湿止泻之功，主治腹胀、腹痛、泄泻、痢疾、便秘、小腹痛等。此外，本穴还可治疗四肢无力，惊悸怔忡。

现代医学新用法

现代常用于治疗流行性感冒、肠炎、肠麻痹、肠道寄生虫病、四肢痉挛等。

功效指压

仰卧位，以双手中指指腹分别点揉两侧的大横穴，顺时针和逆时针方向交替点揉。点揉的力度要均匀、柔和、渗透，使力量深达深层局部组织。早晚各一次，每次点揉3～5分钟，两侧大横穴同时点揉。

背、腰、臀部特效保健祛病穴

大椎穴——颈椎病治疗的首选要穴

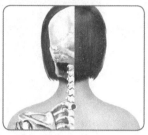

大椎穴，属督脉，位于第7颈椎棘突下的四陷中。人体手、足三阳经与督脉共有7条经络在此交会。手、足三阳经的阳热之气，从此处汇入，并与督脉的阳气一起上行头部。因此，此穴具有"调理督脉、疏风散寒、息风止痉"的功用。俯卧或正坐低头位，于颈后隆起最高且能屈伸转动者为第7颈椎，于其下间处取穴。

❀统领阳气，防治多种疾病

人体手、足三阳经与督脉均属阳经，7条阳经共会大椎穴，使其成为人体阳气最为丰盛之所，是补足阳气的第一大要穴。中医认为，阳气是人体内的固摄根本，人体内阳气充足，外邪就不能侵入。因此，补足阳气，可增强人体抵抗力，起到防病作用；阳气又是推动气血运转的动力，有通络活血的作用，因此，可治疗多种疾病。

❀掐按大椎，缓解高热

高烧发热，一般是实火上行所致。实则泄之，大椎穴为阳气运行的枢纽，以掐按之法强刺激作用于此穴，可及时泄除体内热邪，改善发热症状。具体方法：用拇指指甲掐按大椎穴约20秒，然后松开3秒，反复操作10次即可。

❀ 按揉大椎，改善四肢冰凉

气温降低，往往使人体出现四肢冰凉，关节、腰颈疼痛等不适症状。按揉大椎穴，可通经活络，温气和血，保障体内阳气充足，从而达到抵御严寒、改善四肢冰凉和缓解疼痛的目的。

❀ 按揉大椎，治颈肩痛

本穴归于督脉，是督脉与诸阳经之会，能振奋一身阳气，对机体有补虚培元作用。本穴隶属督脉，有定惊宁神、息风化痰之功，主治癫狂、痫证、角弓反张等。本穴还有祛风湿、通经络之功，用于治疗项强、肩背痛、腰痛等。

❀ 现代医学新用法

现代常用于治疗：神经系统疾病，如神经衰弱、癫痫、癔症、小儿惊风；呼吸系统疾病，如感冒、支气管炎、肺结核、肺气肿；五官科疾病，如鼻出血、齿龈炎、老年初期白内障；其他，如血液病、湿疹、脑血管病后遗症、肝炎、背软组织疾病等。

❀ 功效指压

被施术者俯卧位，施术者两手置于被施术者颈部下方，用拇指指腹按揉大椎穴。按揉的手法要均匀、柔和，使力量深达深层局部组织，切忌用蛮力。早晚各一次，每次按揉3～5分钟，两手交替操作。

至阳穴——黄疸患者的福音

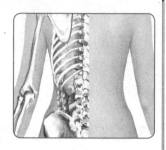

至者，达也，极也。穴在第七椎节下间，两膈俞之间。背为阳，横膈以下为阳中之阴，横膈以上为阳中之阳，故名至阳。该穴出自《针灸甲乙经》的"至阳在第七椎节之间，督脉气所发，俯而取之"。别名肺底。俯卧位，双臂紧贴身体两侧，与两肩胛骨下角相平的第7胸椎棘突下方是穴。

肝胆疾病找至阳

中国农村是肝炎高发区，尤其是一些偏远的农村，卫生条件不够，人们的卫生意识差，常常会导致肝炎的蔓延。肝炎表现出皮肤、眼睛、大小便发黄等一系列症状，这些"黄"被中医称为"黄疸"。

黄疸是一种比较难治的疾病，应多管齐下，采用综合治疗的方法，以求早日治愈或缓解。背部穴位中有对"黄疸"有效的穴位——至阳穴。同时，至阳穴配伍日月穴、腕骨穴一起按揉，再配合其他治疗方法，可以有效地缓解或治疗黄疸、胸胁胀痛等肝胆疾病。

按揉至阳穴，通经络

至阳穴为督脉经阳气隆盛之处，该穴有振奋宣发全身阳气、疏通经血、利湿热、宽胸膈、安和五脏、补泻兼施之功，经过多年临床研究证明，至阳穴埋元利针法可以起到疏通局部经络气血、祛邪扶正、缓解疼痛的作用，该方法起效快、疗程短、无副作用，已通过临床试验证明其疗效确切。

❀ 止咳平喘按至阳

本穴位居背部，近肺脏，具有宣肺理气、止咳平喘之功，主治咳嗽、气喘等。本穴还有祛风除湿、舒筋活络之功，主治腰腿疼痛、脊强等症。

❀ 现代医学新用法

现代医学常用于治疗：呼吸系统疾病，如支气管炎、支气管哮喘、胸膜炎；消化系统疾病，如急性胃炎、肝炎、胆囊炎、胆道蛔虫症、疟疾；其他，如冠心病、肋间神经痛、背痛等。

❀ 功效指压

被施术者俯卧位，施术者两手置于被施术者后背部，用拇指指腹按揉至阳穴。按揉的手法要均匀、柔和、渗透，使力量深达深层局部组织，以局部有酸胀感为佳，切忌用蛮力。早晚各一次，每次按揉3～5分钟，两手交替操作。配阳陵泉、日月穴主治胁肋痛、黄疸、呕吐；配心俞、内关主治心律不齐、胸闷。

天宗穴——对付肩部问题的第一穴

天，指上部；宗，宗仰之意，天宗为天上的星辰。穴位在肩胛冈冈下窝正中，与曲垣、秉风穴彼此相望，故名天宗。其主要功效为疏通经络、行气宽胸、宣肺止咳，主治气喘、肩膀酸痛、肩周炎、

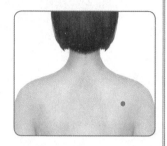

肩背软组织损伤、乳腺炎等，配秉风穴可治肩胛疼痛。在肩胛部，于冈下窝中央凹陷处，与第4胸椎相平。

施治压痛点，巧治急性乳腺炎

急性乳腺炎是由细菌感染所致的急性乳腺炎症，常在短期内形成脓肿、胀痛，中医通过对天宗穴及周围痛点施行按压以快速疏通胸部经络，达到"行气宽胸"的目的，从而解除病痛。

具体方法如下：患者取坐位或仰卧位，施治者先按摩天宗穴2分钟，再在炎症周围找出1～2个压痛敏感点行针刺，然后以轻手法做局部按摩，起针后手法渐加重，并沿乳腺管向乳头方向反复挤压。每日一次，每次20分钟。

按揉天宗穴，治疗乳痛

本穴近于肺脏，内应于肺，具有宣肺平喘之功，主治气喘等。本穴还有通乳络、消痈肿之功，用于治疗乳痈。

❊ 按揉天宗穴，对付多种疑难杂症

刺激天宗穴对胆绞痛和落枕等其他病症也有效。行泻法强刺激右侧天宗穴，可治疗胆绞痛；以双手食指指腹交替按揉左右天宗穴，可治疗落枕。

❊ 按揉天宗穴，祛风散寒

本穴位冈下窝中，有祛风散寒、通络止痛之功，主治肩胛痛、肘臂外后侧痛等。《针灸甲乙经》曰："治肩重，肘臂痛不可举，天宗主之。"

❊ 现代医学新用法

现代临床常用于治疗运动系统疾病，如肩关节周围炎、肩背软组织损伤、肘臂外后侧痛；其他，如乳腺炎、哮喘。

❊ 功效指压

按摩时，可以由他人代劳，用拇指指腹点揉天宗，或用手掌根按揉天宗穴区，感觉酸痛者为佳，以能耐受为度。点揉或按揉时要用巧劲儿，力度要均匀、柔和、渗透，不能用蛮力，以免误伤。

每天尽量做到早晚各一次，每次点揉或按揉8～10分钟，左右手交替。

自己按摩一般需要借助工具，比如用按摩锤敲打天宗穴区。

风门穴——治疗一切外风所致的疾病

风门穴在第2胸椎下两旁，为风邪出入之门户，主治风疾，故名风门。俯卧位，第2胸椎棘突直下凹陷与肩胛骨内侧缘连线的中点，按之酸痛明显处。

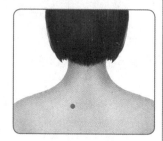

打开窗户，驱走外风

太阳主表，本穴归于足太阳膀胱经，为外邪侵入机体的门户，具有祛风解表、疏散风热之功，主治发热恶寒、头痛、鼻塞多涕、咳嗽等。本穴为督脉、足太阳之会，督脉为阳脉之海，足太阳可交通一身之阳，故本穴有祛风通络、通阳除痹之功，用于治疗肩背痛等。

现代医学新用法

现代医学常用于治疗流行性感冒、支气管炎、支气管哮喘、肺炎、百日咳、胸膜炎、上呼吸道感染、中风等。

功效指压

一手臂弯曲肘关节，腕部搭于对侧肩头，用中指指腹点揉风门穴，或用中间三指指腹按揉风门穴区。按揉的手法要均匀、柔和、渗透，以局部有酸胀感为佳，注意不要伤了施术的手指和手腕。早晚各一次，每次点揉2～3分钟。

魄户穴——拒绝干燥，保健肺部

魄户穴在肺俞两旁，内应肺，而肺藏魄，故名魄户。该穴出自《针灸甲乙经》的"魄户，在第三椎两旁夹脊各三寸"。

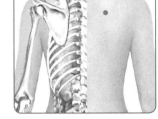

俯卧位，先取第3胸椎棘突下之身柱穴，于其旁3寸处取穴。

按揉魄户，肺气充足

肺喜欢湿润，厌恶干燥，所以在干燥的天气里，肺容易出现问题，常表现为咳嗽、气喘、咽喉干燥疼痛等。本穴居于背部，肺俞之旁，内通肺气，具有宣肺理气、止咳平喘、滋阴润肺之功，主治肺结核、咳嗽、气喘等。

现代医学新用法

现代医学常用于治疗呼吸系统疾病，如感冒、支气管炎、肺结核、肺萎缩、胸膜炎；其他，如肋间神经痛、肩脊上臂部疼痛或麻木。

功效指压

被施术者俯卧位，施术者两手置于被施术者上背部，双手拇指指腹分别按揉两侧的魄户穴。按揉的手法要均匀、柔和、渗透，以局部有酸痛感为佳。每次按揉2～3分钟。

志室穴——保养肾脏防衰老的保健穴

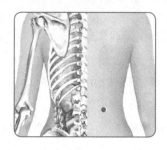

志室穴在肾俞两旁，应肾，因肾藏志，该穴为肾气留住之处，又主治肾疾，所以称之为志室。俯卧位取穴。在腰部，当第2腰椎棘突下，命门旁开3寸处取穴。

延缓衰老之养生大穴

经常按揉志室穴，可以预防因肾虚引起的腰痛、遗精、阳痿等现象。本穴位居腰部，靠近肾俞，归足太阳膀胱经，膀胱经与肾经相表里，故有温肾壮阳、祛湿利水、补肝肾、强腰脊之功。

现代医学新用法

现代医学常用于治疗泌尿生殖系统疾病，如肾炎、肾绞痛、膀胱炎、尿道炎、前列腺炎；运动系统疾病，如下肢瘫痪、腰肌劳损、第3腰椎横突综合征。

功效指压

被施术者俯卧位，施术者两手置于被施术者腰背部，双手拇指指腹分别按揉两侧的志室穴。按揉的手法要均匀、柔和、渗透，以局部有酸痛感为佳。

心俞穴——关爱心脏的健康

心俞穴是心脏之气输注之处，是治心疾之重要腧穴。俯卧位，于第5胸椎棘突下神道穴旁开1.5寸处取穴。

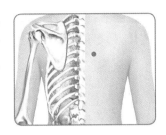

养心安神，宁心定惊

本穴为心的背俞穴，是心气传输、输注之处，内通于心，具有养心安神、宁心定惊之功，常用来治疗心悸、惊悸、失眠、健忘、癫痫、心烦、梦遗等。心主血脉，故本穴有宽胸理气、通行心脉、活血化瘀之功。

现代医学新用法

现代医学常用于治疗循环系统疾病，如冠心病、心绞痛、风湿性心脏病、心房纤颤、心动过速；神经系统疾病，如神经衰弱、精神分裂症、癫痫、肋间神经痛；其他，如胃出血、食管狭窄、背部软组织损伤等。

功效指压

他人代为按揉。施术者两手置于被施术者上背部，双手拇指指腹分别按揉两侧的心俞穴。按揉的手法要均匀、渗透，以局部有酸痛感为佳。早晚各一次，每次2～3分钟，两侧心俞穴同时按揉。

肺俞穴——养肺散热之要穴

肺俞穴，为肺的背俞穴，属足太阳膀胱经。此穴可散发肺之热，俯卧位，于第3胸椎棘突下，旁开1.5寸。

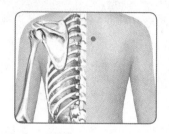

肺之保健穴，广泛调理呼吸道疾病

肺俞穴，是人体肺的专属保健穴，具有理气、平喘、宣肺等功用，可广泛防治因肺功能失调而引起的各种疾病。临床上，它对肺部及呼吸道疾病都有很好的疗效，可用于治疗肺炎、咳嗽、气喘、潮热等症。本穴为足太阳膀胱经穴，可阳中求阴，具有滋补肺阴、清热退蒸之功，主治骨蒸潮热、盗汗、咯血、咽喉肿痛等。

呼吸自然，保持肺气畅通

人到中年，机体的各种功能开始减退，气血也开始出现亏损。因此，常常会感到气短乏力，"憋得慌"，快走、爬楼梯都会感到喘气不顺畅。肺是呼吸吐纳交换之场所，肺俞穴是掌控肺气疏散的关窍，按摩此穴，便可有效缓解上述不适症状。具体方法：取坐位，先用左手掌根搭于右侧肩井穴，中指指尖按肺俞穴，按揉2分钟，然后换右手照上法按揉左肺俞穴，揉至局部发热为度。如情况较重，还可配合按揉膏肓俞，效果更好。

❀ 扶正固本，化痰之特效穴位

痰是人体喉部至肺部之间的器官黏膜产生的液状物，往往使人产生咽喉异物感。人体津液不畅，才会有痰，因此，要想化痰应改善肺部功能，使脾、肺、肾气血畅通以扶正固本，缓解症状。

具体方法如下：在咳痰时，自己反手到后背找准穴位，一边吐气，一边在穴上强压6秒，重复3次，就会明显感觉喉部异物感消失。需要注意的是，施术者帮小儿按压时，力道不宜过大，为保证效果，可增加按压次数。

❀ 现代医学新用法

现代常用于治疗：呼吸系统疾病，如感冒、上呼吸道感染、支气管哮喘、肺炎、肺气肿、肺结核、颈淋巴结结核、百日咳等；皮肤科疾病，如皮肤瘙痒症、荨麻疹、痤疮；其他，如心内膜炎、肾炎、风湿性关节炎、腰脊痛、胸背神经痛、背部软组织劳损。

❀ 功效指压

他人代为点揉。施术者两手置于被施术者上背部，双手拇指指腹分别点揉两侧的肺俞穴。点揉的手法要均匀、柔和、渗透，以局部有酸痛感为佳。早晚各一次，每次按揉2～3分钟，两侧肺俞穴同时点揉。

膈俞穴——活血行血，补血养血

膈，指横膈。本穴内应横膈，故名。该穴出自《灵枢·背俞》的"膈俞在七焦之间"。俯卧位，于第7胸椎棘突下旁开1.5寸取穴，约与肩胛下角相平。

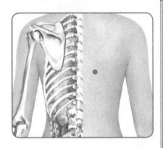

补血养血，增强免疫力

膈俞的作用相当于中药里活血养血的当归，还兼有补血佳品阿胶的作用。经常按揉膈俞穴，不但能纠正贫血，治疗血虚导致的皮肤瘙痒，缓解阴血亏虚导致的潮热、盗汗，还能增强人体免疫力，是人体保健不可多得的一个好穴位。

膈俞对应的前方是膈肌，膈肌出现问题时，常常表现为气机上逆的症状，如打嗝、呕吐、气喘、咯血等，此时按揉膈俞穴，能起到缓解作用。本穴位于心俞、肝俞之间，近脾脏，为八会穴之一，血之会，是治疗血证的常用穴。心主血，脾生血统血，肝藏血，故本穴具有活血止血、补血养血之功，主治各种血虚证、出血症和血瘀症。

宽中理气，宣肺理气

膈俞穴近膈膜，具有宽中和胃、降逆止呕之功，又因为亦近肺，内通肺气，主治呃逆、呕吐、胃痛、噫嗝、咳嗽、气喘。本穴具有滋阴液、退虚热之功，可治疗潮热、盗汗、背痛脊强等。

现代医学新用法

现代医学常用于治疗循环系统疾病，如心内膜炎、心脏肥大、心动过速、贫血、慢性出血性疾病；消化系统疾病，如胃炎、食管狭窄、小儿营养不良、肝炎、肠炎、肠出血、神经性呕吐、膈肌痉挛；呼吸系统疾病，如胸膜炎、哮喘、支气管炎。

功效指压

他人代为按揉。施术者两手置于被施术者上背部，双手拇指指腹分别按揉两侧的膈俞穴。

按揉的手法要均匀、柔和，以局部有酸痛感为佳。

每天早晚各1次，每次按揉2～3分钟，两侧膈俞穴同时按揉。

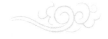

肝俞穴——改善心情，保护肝脏

肝，指肝脏。本穴内应肝，为肝脏之气输注之处，是治肝疾之重要腧穴，故名。俯伏或俯卧位，于第9胸椎棘突下筋缩穴旁开1.5寸处取穴。

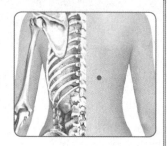

改善心情，保护肝脏

七情中的"怒"能伤"肝"，暴怒可导致肝气上逆，郁怒可导致肝气郁结。"肝主疏泄"，肝的疏泄功能正常，则全身血液运行通畅，心情自然就会舒畅。

当肝脏有疾时，多表现为胁痛、黄疸等病症；由于肝开窍于目，肝脏疾病还能导致目赤肿痛、视物不明、迎风流泪等，以上诸症都可通过按揉肝俞穴来治疗。

肝俞穴为肝的背俞穴，是肝脏经气传输之处，肝主疏泄，故有疏肝解郁、利胆退黄、理气止痛之功，主治黄疸、胁痛等。

清肝明目，保护视力

肝开窍于目，本穴为肝之俞穴，具有泻肝火、补肝血、柔肝阴、清肝明目、消肿止痛之功，主治目赤、目视不明、夜盲、目翳等。

泻火止血，主治吐血

肝藏血，本穴为肝之俞穴，具有清泄肝热、泻火止血之功，主治吐血、衄血等。本穴有平肝潜阳、息风化痰之功，主治眩晕、癫狂、痫证等。

现代医学新用法

现代医学常用于治疗消化系统疾病，如肝炎、胆石症、胆囊炎、慢性胃炎、胃扩张、胃痉挛；五官科疾病，如眼睑下垂、结膜炎、青光眼、沙眼、夜盲症、视网膜炎；神经系统疾病，如偏头痛、精神病、神经衰弱、肋间神经痛。

功效指压

他人代为按揉。施术者两手置于被施术者背部，双手拇指指腹分别按揉两侧的肝俞穴。

按揉的手法要均匀、渗透，以局部有酸痛感为佳。

每天早晚各一次，每次按揉2～3分钟，两侧肝俞穴同时按揉。

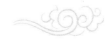

胆俞穴——保护胆囊，祛除口苦

胆，指胆腑。本穴内应胆，为胆气输注之处，是治疗胆疾之重要腧穴。

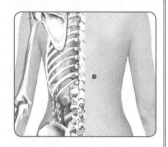

俯伏或俯卧位，于第10胸椎棘突下中枢穴旁开1.5寸处取穴。

解除老年人口苦的烦恼

很多老年人一上了年纪，就容易出现口苦的现象，尤其是以清晨醒来时最为明显，这是由于胆汁上逆于口中所致。此时，可经常点按后背上的胆俞穴，长期坚持，不但能够消除口苦的症状，还能保护胆囊。除此之外，胆俞穴对于肺结核、潮热等都能起到预防和治疗的作用。此穴应当作为日常的保健用穴，经常加以按揉。

疏肝利胆，主治黄疸

本穴为胆之背俞穴，是胆经气传输之处，具有疏肝解郁、利胆退黄、理气止痛、清泄胆火之功，主治黄疸、胁痛、腋下肿、口苦咽痛等。

养胃助消化，保健有奇效

胆属木，胃属土，胆火过旺，横克胃土，易致消化系统疾病。本穴可泻胆火，和胃气，降逆止呕，主治呕吐、饮食不下等。如配间使、足临泣、中渚、公孙、内关，可以治疗胆火犯胃呕吐、饮食不下。

现代医学新用法

现代医学常用于治疗消化系统疾病，如肝炎、胆囊炎、胆石症、胆道蛔虫症、胃炎、溃疡病、食管狭窄、神经性呕吐；其他，如淋巴结结核、肋间神经痛、胸膜炎、高血压、神经衰弱、失眠等。

功效指压

他人代为按揉。施术者两手置于被施术者背部，双手拇指指腹分别按揉两侧的胆俞穴。

在按摩时，按揉的手法要均匀、柔和、渗透，以局部有酸痛感为佳。

每天尽量做到早晚各一次，每次按揉2～3分钟，两侧胆俞穴同时按揉。

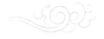

脾俞穴——脾脏散热除湿之要穴

脾俞穴为脾之背俞穴，位于背部，在第11胸椎棘突下，脊中旁开1.5寸处。取穴时，需取俯卧位。

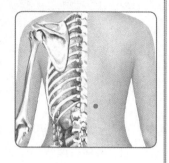

帮助远离胃肠疾病的养身大穴

据《急救仙方》卷十一记载："脾俞二穴，在第十一椎下两旁，各一寸半。是穴理腰身胀满，腹肚泄，泻痢身重，四肢不收，黄疸，邪气积聚，腹痛寒热。针入三分留七分，得气灸三壮。"脾俞穴能调和脾胃，解湿热之气，消除肢体乏力、背痛等虚劳症状，是养生大穴，同时，脾俞穴也是治疗胃肠疾病的要穴。据现代临床医学研究，脾俞穴可用于治疗胃溃疡、胃炎、胃出血、胃扩张神经性呕吐、肠炎等消化系统疾病。具体按摩方法：被按摩者俯卧，按摩者两手拇指按在左右两脾俞穴上（其余四指附着在肋骨上），按揉约2分钟，或捏空拳揉擦穴位30～50次。

补虚利湿，解除疑难杂症之奇穴

中医认为，脾是主管人体水谷运化的重要器官，主要与消化有关。它统血液，是人体气血化生的根源。因此，它对维持人体生命活动及治疗气血虚弱引起的疾病有重要意义。脾俞穴是脾的保健穴，对多种疑难杂症有特效。

有一种怪病，吃得越多反而越瘦，这种病就可以利用脾俞穴来治疗，同时配合使用胃俞穴，治疗效果更佳。将脾俞与胃俞、曲骨、横骨、中极、关元、中脘、上脘等穴位配合按揉，还可治疗子宫脱垂。具体按摩方法：以单手的食指和中指按压住穴位，同时做顺时针按揉，力度以有酸胀感为宜。

❧ 益气养血，补益功效之大穴

本穴为脾之背俞穴，是脾气输注背部之处，具有益气养血、温阳健脾、和胃降逆、祛湿利水、消食化滞之功，主治腹胀、呕吐、泄泻、完谷不化、水肿、胁痛、黄疸等。

❧ 现代医学新用法

现代常用于治疗：消化系统疾病，如胃溃疡、胃炎、胃下垂、胃痉挛、胃扩张、神经性呕吐、肠炎、肝炎、消化不良、肝脾肿大；血液系统疾病，如贫血、原发性血小板减少性紫癜、慢性出血性疾病；其他，如进行性肌营养不良、糖尿病、肾炎、荨麻疹、月经不调、功能性子宫出血等。

❧ 功效指压

他人代为按揉。施术者两手置于被施术者背部，双手拇指指腹分别按揉两侧的脾俞穴。按揉的手法要均匀、柔和、渗透，以局部有酸痛感为佳。早晚各一次，每次按揉2～3分钟，两侧脾俞穴同时按揉。

胃俞穴——理胃之最佳穴位

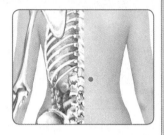

胃俞穴，为人体足太阳膀胱经常用穴，属水，具有化湿气、消滞、理气、和胃之功用。它是胃气的保健穴，可增强人体后天之本，位于人体第12胸椎棘突下，旁开1.5寸处。主治脾胃虚弱、腹胀肠鸣、胃痛纳少、呕吐等症。

缓解胃疾找胃俞

民间有俗话说"十人九胃"，意思就是十个人里有九个人的胃不会太好。医学界也有学者认为"胃是人的第二大脑"，意思就是心情不舒畅或脑力劳动过度，不但影响脑，也会影响到胃。加之饮食五谷无不入于胃，胃每天都承担着很大的工作量，受到伤害的概率也就比较大。那么怎样做才能保护好胃呢？经常按揉胃俞穴，可保胃之康健。胃俞穴对于胃疾引起的上腹部疼痛、呕吐、腹胀、肠鸣等有特效。

点揉胃俞，有效治疗小儿厌食

小儿厌食时，按压胃俞穴，可和胃降逆，调节脾胃功能，有效改善小儿厌食症状。具体方法如下：以拇指或中指点揉胃俞穴10～50次即可。

❧ 按揉胃俞，防治腰肌挛痛

按揉该穴还能松筋通络，能够治疗腰肌挛痛、咳嗽、经闭、痛疽。"脾胃为气血生化之源"，按揉该穴，能促进气血的生成，能够治疗神经衰弱、进行性肌营养不良。

❧ 简单按摩，防治急性肠胃炎

急性肠胃炎为夏季常见病，起病急，来势凶，变化快，在给人们带来极大痛苦的同时，也常带来工作、生活上的不便。按摩胃俞穴可化湿、消滞，能有效防治急性肠胃炎，且方法简单、见效快、无毒副作用。具体方法如下：以拇指按揉双侧胃俞穴，逐渐用力，直至腹痛减轻或消失后再渐渐减轻力道，继续按揉1～2分钟，巩固疗效。

❧ 现代医学新用法

现代常用于治疗：消化系统疾病，如胃炎、胃或十二指肠溃疡、胃癌、胃扩张、胃下垂、胃痉挛、肝炎、胰腺炎、肠炎、痢疾；其他，如糖尿病、神经衰弱。

❧ 功效指压

他人代为按揉。施术者两手置于被施术者背部，双手拇指指腹分别按揉两侧的胃俞穴。按揉的手法要均匀、柔和、渗透，以局部有酸痛感为佳。早晚各一次，每次按揉2～3分钟，两侧胃俞穴同时按揉。

肾俞穴——滋阴壮阳之要穴

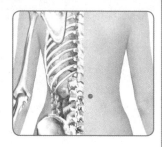

肾俞穴，顾名思义，就是肾气传送、传输之地。它位于足太阳膀胱经上，可壮阳气，滋阴精，有利水、消肿、开窍之功用。肾俞穴位于人体腰部，在第2腰椎处旁开1.5寸处。

按揉肾俞，护肾之补药

肾喜阳怕寒，在人体中主水液，是先天之本。在人体各脏器中，只有肾是需要一直补的。由此可见，稳固肾气在养生中是非常重要的。按摩肾俞穴，可在短时间内生发阳气，鼓动肾气，改善肾虚。本穴有温肾健脾、祛湿止泻、利水消肿之功，主治泄泻不止、水肿、小便不利等。肺主呼吸，肾主纳气，故本穴有补肾纳气、止咳平喘之功，是治疗肾虚喘咳要穴。具体方法如下：找准穴位，双手握空拳贴于该穴上，拳不动而身体上下抖动并使双脚随身体微微踮起。在此抖动过程中，双拳将反复摩擦穴位。

捶打肾俞，快速消除疲劳

快节奏的生活会使现代人疏于锻炼，长期静坐不动容易阴气过盛，而阳气不足。因此，容易产生疲劳、乏力、失眠等症。俗话说"生命在于运动"，在疲劳时，按摩肾俞穴，可快速补足肾气，改善疲劳症状。具体方法为：取站位或坐位，双手握空拳，双拳交替捶打两侧的肾俞穴约5分钟，直至有酸胀感。

❈ 去腰痛，为中老年养生良穴

"人老腿先衰"，肾脏与腰腿痛有直接关联。腰腿痛是肾气开始慢慢虚衰的表现。按摩肾俞穴可温补肾阳，是最有效的补肾方法，中老年人经常按揉此穴，自然可以补足肾气，也就不必担心腰腿疼痛了，此法胜于吃药。肾俞穴是中老年人必知的养生良穴。具体按摩方法：取坐位或立位，双手中指按于两侧肾俞穴，用力按揉30～50次。

❈ 现代医学新用法

现代常用于治疗：泌尿系统疾病，如肾炎、肾绞痛、肾下垂、遗尿、尿路感染、膀胱肌麻痹及痉挛；生殖系统疾病，如性功能障碍、早泄；其他，如哮喘、耳聋、支气管哮喘、斑秃、神经衰弱、下肢瘫痪、腰部软组织损伤等。

❈ 功效指压

施术者两手置于被施术者背腰部，双手拇指指腹分别按揉两侧的肾俞穴。按揉的手法要均匀、渗透，以局部有酸痛感为佳。早晚各一次，每次按揉2～3分钟，两侧肾俞穴同时按揉。

大肠俞穴——肠道卫生的"清道夫"

大肠，指大肠腑。本穴内应大肠，是大肠之气传输之处，是治大肠疾病之重要腧穴，故名。俯卧位，先取骨盆两侧最高点连线，第4腰椎棘突下，左右旁开1.5寸处取穴。

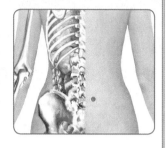

调理肠胃，强筋健骨

本穴位近大肠，为大肠背俞穴，是大肠经气传输之处，具有调胃肠、通腑气、祛湿止泻之功，主治腹痛、腹胀、泄泻、肠鸣、痢疾等。

现代医学新用法

现代医学常用于治疗运动系统疾病，如腰痛、骶髂关节炎、骶棘肌痉挛、坐骨神经痛；消化系统疾病，如肠炎、小儿消化不良、肠出血、阑尾炎。

功效指压

他人代为按揉。施术者两手置于被施术者后腰部，双手拇指指腹分别按揉两侧的大肠俞穴。按揉的手法要均匀、柔和、渗透，以局部有酸痛感为佳。早晚各一次，每次按揉2～3分钟，两侧大肠俞穴同时按揉。

膀胱俞穴——调理小便的保健穴

膀胱，指膀胱腑。本穴内应膀胱，为膀胱之气传输之处，是治疗膀胱疾病之重要腧穴，故名。俯卧位，于第2骶椎下后正中线旁开1.5寸处取穴。

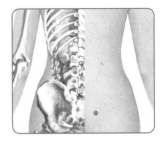

点揉膀胱俞穴，调节身体异常

本穴归于足太阳膀胱经，为膀胱的背俞穴，是膀胱经气传输之处，具有通利下焦、清利湿热、利尿通淋之功，主治小便赤涩、腹痛泄泻、淋浊、阴部肿痛生疮等。

现代医学新用法

现代常用于治疗神经系统疾病，如腰骶神经痛、坐骨神经痛；消化系统疾病，如肠炎、便秘、痢疾；泌尿生殖系统疾病，如膀胱炎、膀胱结石、尿道炎、肾炎。

功效指压

他人代为按揉。施术者两手置于被施术者腰骶部，双手拇指指腹分别按揉两侧的膀胱俞穴。按揉的手法要均匀、柔和、渗透，以局部有酸痛感为佳。早晚各一次，每次按揉2～3分钟，两侧膀胱俞穴同时按揉。

命门穴——保护生命的要穴

命，指生命，门，指门户。本穴在第2腰椎棘突下，两肾俞之间，当肾间动气处，为元气之根本，生命之门户，故名命门。俯卧位，于人体腰部后正中线上，第2腰椎棘突下的凹陷处为本穴；或与脐相对处取命门穴。

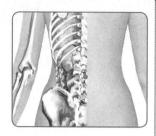

生命健康的保护伞

命门，为历代养生家最为重视的穴位之一，命门简单地说是生命出入的地方，位于人体背后正中线，也就是腰部的两肾之间。肾阴肾阳，分别藏在命门和肾当中，是人体生命的来源。肾阴的活动，就像水的流动一样，需要阳气的温熏，这里的阳气就是肾阳；而命门就是肾阳藏身的地方，也就是命门之火。

操作方法有针刺法，艾灸法，按摩法中的擦法、搓法、点揉法等，可激发该穴的脉气，起到保护生命健康的作用。在应用上，对于腰脊疼痛效果尤为显著。另外对于下肢痿痹、妇科疾病、男性肾阳不足，以及小腹冷痛、腹泻等都可以求助于命门穴进行有效治疗。

扶正固本，补肾益精

督脉总督一身之阳经，本穴归于督脉，位两肾俞之间，具有壮肾阳、培元固本、补肾益精之功，主治遗精、阳痿、早泄、胎屡坠、赤白带下、遗尿、尿频、耳鸣、头晕、泄泻、腰痛等。

🏶 按摩命门，养脑健脑

督脉行于脊中，内络于脑，脑为元神之府，本穴归于督脉，故有健脑益智、镇惊安神之功，用于治疗癫痫、惊恐、神经衰弱等。

🏶 现代医学新用法

现代医学常用于治疗妇科疾病，如子宫内膜炎、盆腔炎；生殖泌尿系统疾病，如性功能减退、前列腺炎、遗尿、小便不利、肾炎。

🏶 功效指压

被施术者俯卧位，施术者两手置于被施术者后腰部，用拇指指腹按揉命门穴。早晚各一次，每次按揉3～5分钟，两手交替操作。配肾俞穴、太溪穴治遗精、早泄、腰脊酸楚、足膝无力、遗尿、癃闭、水肿、头昏耳鸣等肾阳亏虚之症。配百会穴、筋缩穴、腰阳关穴治破伤风抽搐。灸命门、隔盐灸神阙穴治中风脱症。配关元穴、肾俞穴、神阙穴(艾灸)治五更泄。补命门、肾俞、三阴交治肾虚腰痛；泻命门、阿是穴、委中、腰夹脊治腰扭伤痛和肥大性脊柱炎。

腰阳关穴——保健腰腿立奇功

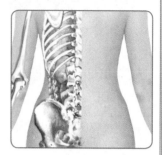

本穴位于第4腰椎棘突下，穴属督脉，督为阳脉之海，关乎一身阳气，因腧穴为阳气之关要处，故名腰阳关。该穴又被历代医家称为阳关、背阳关、脊阳关。俯卧位，先按取骨盆两侧最高点，两最高点连线与背部正中线交点处相当于第4腰椎棘突，棘突下方凹陷处即是本穴。

按摩腰阳关，延缓腿部衰老

人们常说"人老先老腿"。很多人一上了年纪，就容易出现腰腿疼痛的现象。

当老年人出现腿痛时，不能一味地只考虑腿的问题，因为很多腿痛的病根是在腰部。

比如说，腰椎间盘突出压迫坐骨神经（人体最粗的一根神经，从腰臀部向下走行整个腿部后侧正中线）时，就会出现腰痛连及腿痛的症状。

这时应当查明病因，予以正确的治疗。腰阳关穴对于这种腰腿痛有比较好的疗效。

腰阳关穴归于督脉，位居腰部，具有温肾壮阳、强筋壮骨、利关节、止痹痛之功效，用以治疗腰骶痛、下肢痿痹等病症。

按摩腰阳关，治疗生殖系统疾病

对该穴施以适当的按摩治疗手法，不仅能够治疗腰骶疼痛、下肢痿痹，而且对月经不调、赤白带下等妇科病，或者遗精、阳痿等男科病都有不错的疗效。同时，腰阳关穴也能对以上疾病起到预防作用，是常用的保健穴。腰阳关穴在命门下方，为元阴元阳之会所，具有补肾气、益精血、阴阳双补之功，主治遗精、阳痿、月经不调等。

按摩腰阳关，缓解腰疼有方法

发现腰部疼痛的时候，可以躺下来，趴着，用热毛巾或者热水袋，在腰阳关的位置热敷，保持这个部位的热度，每次敷20分钟到半小时即可。如果身边没有合适的物品，也可以采用按摩的方式，用大拇指在腰阳关的位置打转按摩，每次按揉100下，可以很好地改善疼痛的症状。

现代医学新用法

现代常用于治疗运动系统疾病，如腰髋部疼痛、坐骨神经痛、脊柱炎、膝关节炎；其他疾病，如慢性肠炎、痢疾。

功效指压

被施术者俯卧位，施术者两手置于被施术者后腰部，用拇指指腹按揉腰阳关穴。按揉的手法要均匀、柔和、渗透，以局部有酸胀感为佳。早晚各一次，每次按揉3～5分钟，两手交替操作。

带脉穴——解妇人忧愁的穴位

带，指束带。可主治妇人经带疾病，故名带脉。人体有一条经脉叫作带脉，如腰带一般，绕脐一周，犹如束带。在这个束带上，在腹部侧面有一个穴位叫作带脉穴。带脉穴在季肋下1.8寸，足少阳、带脉两经之会，为带脉经气所过之处，侧卧，于腋中线与平脐横线之交点处取穴。

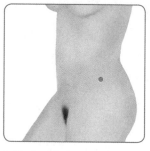

排解妇女忧愁的疾病

古代中医称妇产科疾病为"带下病"。带脉是用来治疗各种妇科病的非常有效的穴位。

本穴归于足少阳胆经，位居胁下，具有活血理气、调经止痛之功，无论是月经不调、痛经或者是白带异常等，都可以采用按揉带脉穴的方法来起到治疗的作用。

现代常用于治疗功能性子宫出血、闭经、子宫内膜炎、附件炎、盆腔炎、子宫脱垂、阴道炎等妇科疾病。

无病的时候按揉该穴，可以起到防止内脏下垂的作用。对妇女还能起到防治妇科病的作用。

生殖系统疾病一扫光

本穴为足少阳、带脉两经之会，具有通利下焦、补肝肾、调经止带之功，是治疗带下病的要穴，主治赤白带下、疝气等症。此外，按摩带脉还能够治疗膀胱炎、睾丸炎等泌尿系统疾病。

现代医学新用法

现代常用于治疗：妇科系统疾病，如功能性子宫出血、闭经、子宫内膜炎、附件炎、盆腔炎、子宫脱垂、阴道炎；泌尿生殖系统疾病，如膀胱炎、睾丸炎；其他，如带状疱疹、腰痛、下肢无力等。

功效指压

正坐或仰卧，双手握拳分别置于两侧腹部，以双手的拇指指腹按揉两侧的带脉穴。按揉时指腹紧贴皮肤，力度要均匀、柔和、渗透，以局部有酸胀感为佳，不可用蛮力，以免引起损伤。

每天尽量坚持早晚各一次，每次3～5分钟，双侧带脉穴同时按揉。

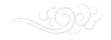

京门穴——消除肥胖的美体穴

京，指京都；门，指门户，穴为肾之募，为经气结聚之气，主治水道不利，为益肾利水要穴，故名京门。采用侧卧位取穴。在身体侧腰部，十二肋骨游离

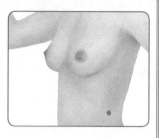

端下际处，或两手叉腰，拇指向后，摸取人体最下面一根肋骨，在该肋骨尖下方即是京门穴。

胜过减肥药的减肥要穴

现代人多进食高脂肪、高热量的饮食，使得肥胖的发病率越来越高。市场上的减肥药琳琅满目，减肥广告漫天飞舞，可是吃药对身体有损害，其他很多方法不是无效，就是减肥后易再度反弹。

可以试验一下中医经络穴位的减肥方法。既不会对身体造成损害，又能带来苗条的身材，何乐而不为呢？京门穴之所以能减肥，具体原因有以下两个：

第一，是由于"肾主水"，按揉该穴可以排掉身体内多余的水分，自然有助于体重下降。

第二，是由于按揉该穴，可以振奋肾中真阳，加快身体的代谢，加速体内废物的排出，故能起到减肥的效果。可治疗小便不利、水肿、腹胀、腹泻、肠鸣、呕吐、腰痛、胸胁疼痛。

❧ 按摩京门穴，帮你排除多余水分

京门穴是肾的募穴，是肾经脉气结聚于胸腹部之处，肾主水，故本穴有益肾利水、健脾祛湿之功，主治小便不利、泄泻、腹胀肠鸣等。

❧ 按摩京门穴，可治腰胁痛

京门穴归于足少阳胆经，具有通经活络、行气止痛之功，主治腰胁痛等。

❧ 现代医学新用法

现代医学主要用于治疗泌尿生殖系统疾病，如肾炎、疝痛、尿石病；其他，如肋间神经痛、腰背肌劳损、肠炎。

❧ 功效指压

正坐或仰卧，按揉时拇指指腹紧贴皮肤，力度要均匀、柔和、渗透，以局部有酸胀感为佳，不可用蛮力，以免引起损伤。

每天尽量坚持早晚各一次，每次3～5分钟，双侧京门穴同时按揉。

京门穴配行间穴，可治疗腰痛不可久立仰俯；配身柱穴、筋缩穴、命门穴，则可治脊强脊痛。

章门穴——细心关照脾脏的穴位

章，指彰盛之意；门，指
出入要地。穴为脾之
募，又为脏会。足厥阴脉行
此，与五脏之气盛会，为脏
气出入之门户。穴为主治脏
病之要穴，故名章门。取仰
卧或侧卧位，在腋中线，屈
肘合腋时，当肘尖止处是穴。

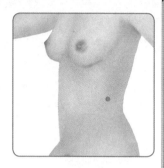

保健脾胃的养生大穴

五脏之气汇聚于章门，六腑之气汇聚于中脘，故而章
门穴和中脘穴分别擅长治疗脏病和腑病。章门穴不仅是脏
会，还是脾脏的募穴。

五脏有疾应当首选其募穴，因为募穴是所对应脏器
的疾病反应点，检查募穴处是否有压痛、结节或肤色变化
等，能反映该脏器是否发生疾病。

脾为气血生化之源，本穴为脾的募穴，脏之会，是脾
的经气结聚之处，具有健脾和胃、调中补虚、益气养血之
功效，主治神疲肢倦、腹痛、腹胀、肠鸣、泄泻、呕吐、
小儿疳积等。

肝脏健康，保持气血通畅

章门穴出自《脉经》的"关脉缓，其人不欲食，此

胃气不调，脾胃不足。宜服平胃丸、补脾汤，针章门补之"。本穴归于足厥阴肝经，为足厥阴、足少阳之会，具有疏肝解郁、调畅气机、理气活血、行气止痛之功，经常按揉，对胸胁痛、黄疸、痞块等疾病有很好的疗效。

现代医学新疗法

现代医学常用于治疗消化系统疾病，例如肝脾肿大、肝炎、肠炎、腹胀、腹膜炎、肠疝痛、黄疸；泌尿生殖系统疾病，例如膀胱炎、肾炎；其他，如癫狂、痫证、高血压等症。

功效指压

取仰卧位或坐位，用双手的拇指指腹分别点揉两侧的章门穴，顺时针和逆时针交替点揉。

点揉的力度要均匀、渗透，不可使用蛮力，以免引起损伤，以局部有酸痛感为佳。

每天早晚各一次，每次点揉3～5分钟，两侧章门穴同时点揉。

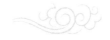

环跳穴——腰腿疼痛轻松解决

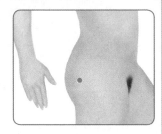

环，指环曲；跳，指跳跃。穴居髀枢中，侧卧伸下足，屈上足取之，因其屈膝屈髋呈环曲，如跳跃状，故名环跳。环跳穴别名分中、髀枢、髋骨。侧卧，伸下腿，屈上腿呈90°，以小指关节横纹按在大转子上，拇指指向脊柱，当拇指指尖止处是穴；侧卧，于大转子后方凹陷处，约当股骨大转子与骶管裂孔连线的外中1/3交点处取穴。

腰腿疼痛，按后止痛

著名老中医吕景山先生在国外工作期间，一位友人告诉他：自己右臀部、大腿后面、小腿外侧疼痛难忍，难以屈伸，穿、脱裤子都感到困难，这种疼痛已经持续了十多天。

吕景山先生取来了针灸针，选了两个穴位进行治疗，其中一个是环跳穴（另一个是阳陵泉），不久，友人就感到疼痛减轻了。

本穴归于足少阳胆经，为足少阳、足太阳两脉之会，位居臀部，具有祛除风湿、舒筋活络、通利关节、活血化瘀、散寒止痛之功，为治疗腰腿痛要穴，主治腰胯疼痛、半身不遂、下肢痿痹、挫闪腰痛、膝踝肿痛不能转侧等。

❀ 按揉环跳穴，治疗风疹

本穴属足少阳胆经，具有疏散少阳风热、和营止痒之功，配内关、曲池、血海、阳溪等穴位治遍身风疹。

❀ 现代医学新用法

现代医学常用于治疗运动系统疾病，如坐骨神经痛、脑血管病后遗症、腰腿痛、髋关节及周围软组织疾病；其他疾病，如感冒、神经衰弱、风疹、湿疹等。

❀ 肘压方法

由于此穴区肌肉丰厚，应当由他人代为按揉。俯卧位或站立位，施术者屈肘，以肘尖点揉环跳穴。

点揉时力度要均匀、柔和、渗透，使力量深达深层局部组织，切忌用蛮力。自我按摩时适合用中指用力点揉。每天尽量做到早晚各一次，每次3～5分钟，双侧环跳穴交替点揉。

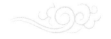

腰俞穴——肛肠疾病的克星

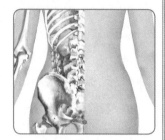

穴 居腰尻之解，当骶管裂孔处，故名腰俞。俯卧位，先按取尾骨上方左右的骶角，与两骶角下缘平齐的后正中线取穴。

肛肠疾病找腰俞

现在患痔疮的人很多，因此五花八门的治疗痔疮的广告宣传页贴得到处都是，而且很多地区都有治疗肛肠疾病的专门医院。

可是，有没有更好的办法，可以不用进医院或者服用药物，就能预防肛肠疾病的发生？或者当较轻的肛肠疾病发生时，抑制疾病的进一步发展呢？在人体脊柱最下方的骶管裂孔处有一个穴位——腰俞穴，对于肛肠疾病有非常明显的疗效。

经常按揉该穴，不但对腹泻、痢疾、便血、便秘等肠腑的功能性疾病有效，而且对于肠腑的器质性病变，例如痔疮、脱肛等也有防止其进一步恶化的功效。

腰俞穴出自《素问·缪刺论》的"邪客于足太阴之络，令人腰痛，引少腹控䏚，不可以仰息，刺腰尻之解，两胂之上，是腰俞"。此穴又称为髓空、腰户、髓俞、髓孔、腰注。

❧ 强筋健骨按腰俞

督脉总督诸阳经，本穴归于督脉，具有培补下焦、温肾壮阳、强健筋骨之功，用于治疗月经不调、腰脊强痛、下肢痿痹等。

督脉通于脑，脑为元神之府，本穴隶属督脉，故有定惊安神之功，用于治疗癫痫等。

❧ 现代医学新用法

现代常用于治疗：泌尿生殖系统疾病，如月经不调、盆腔炎、尿路感染、尿失禁、阳痿、遗精等；其他疾病，如腰骶神经痛、下肢麻痹等。

❧ 功效指压

俯卧位，用中指或食指指腹点揉腰俞穴。点揉的力度要均匀、柔和、渗透，不可用蛮力。

每天尽量做到早晚各一次，每次点揉3～5分钟，可两手交替操作。

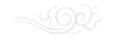

长强穴——打通"小周天"的助手

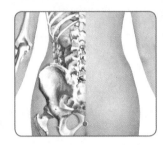

俯卧位或膝胸卧位，尾骨下端与肛门之间的凹陷处取穴。

日常保健"小周天"

长强穴就在后背的正下方，尾骨端与肛门连线的中点处。"长"是长大、旺盛，"强"顾名思义就是强壮、充实。长强合二为一，意味着这个穴位的气血很强盛。长强穴是督脉的第一个穴位，循环无端为之长，健行不息为之强。该穴一穴而通任督两脉，督脉从该穴出发，发出络脉向前联络任脉，长强穴善于调和任督两脉，即善于调和阴阳。经常按揉长强穴，能促进任督两脉的脉气相互接应，促进"小周天"的打通，是人体的日常保健大穴。

长强穴又是督脉、足少阴肾经、足少阳胆经的交会穴，为五痔之本，主治便血、尿血、呕血、两便不利，其中对于肠腑疾病引起的便血、腹泻、痢疾、便秘、痔疮、脱肛尤为擅长。该穴出自《灵枢·经脉》的"督脉之别，名曰长强，挟脊上项……"历代经典医书的称法有：穷骨、气之阴郄、龟尾、骶上、尾闾、气郄、骨骶、龙虎、骶骨等。

通络止痛按长强

本穴归于督脉，督脉通于脑，脑为元神之府，故有祛风化痰、安神定志之功，主治癫狂、痫证等。本穴具有祛风止痉、舒筋活络之功，主治瘛疭、脊强反折等。还有强腰膝、壮筋骨、通络止痛之功，主治腰背、尾骶骨疼痛等。

❀ 日常保健按揉长强穴

古人说："和则一，一则多力，多力则强，强则胜物。"意思是说，把力量合到一起，人就强大了，对于外邪就有更强的抵抗力。所以，时不时按摩一下长强穴，就相当于助长强一臂之力。古人对这个穴位有这样的解释："循环无端之谓长，健行不息之谓强。"意思是人体的气血是循环不息的，新陈代谢就在循环运行之中完成。气血运行正常的话，人体的健康就能够得到保证；否则，就很可能得病。

❀ 现代医学新用法

现代常用于治疗消化系统疾病，如痔疮，脱肛，肛裂，慢性肠炎；生殖泌尿系统疾病，如会阴瘙痒，阴囊湿疹，性功能障碍，前列腺炎，小儿遗尿，阳痿，并可用于妇科引产；精神系统疾病，如精神分裂症等。

❀ 功效指压

俯卧位，用中指或食指指腹点揉长强穴。点揉的力度要均匀、柔和、渗透。早晚各一次，每次点揉3～5分钟，可两手交替操作。

秩边穴——解除痔疮带给你的烦恼

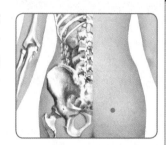

俯 卧位，与骶管裂孔相平，后正中线旁开3寸处取穴。臀部上人字沟顶端旁开四横指的凹陷处。

得了痔疮不用慌

本穴具有调肠胃、理肛疾之功，用于治疗痔疾、大便不利等。如配长强、承山、次髎可治湿热痔疾。

强筋健骨，治疗下肢疾病

本穴有强筋骨、健腰膝、通经活络、祛风散寒、通痹止痛之功，用于治疗腰骶痛、下肢痿痹等。

现代医学新用法

现代常用于治疗：运动系统疾病，如急性腰扭伤、梨状肌损伤综合征；泌尿生殖系统疾病，如膀胱炎、生殖器疾病；其他，如脑血管病后遗症、脱肛、坐骨神经痛。

功效指压

被施术者俯卧位，施术者两手置于被施术者腰骶部两侧，双手拇指指腹分别按揉两侧的秩边穴。按揉的手法要均匀、柔和、渗透，以局部有酸痛感为佳。早晚各一次，每次按揉2～3分钟，两侧秩边穴同时按揉。

次髎穴——呵护女性驱走妇科疾病

髎，指髎骨，即骶骨。在骶骨第二孔中，居次上，故名次髎。俯卧位，于第2骶椎下间隙与膀胱俞连线的中点处。

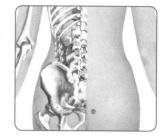

痛经止痛找此穴

有过性生活的女性，由于自己或者对方缺乏足够的卫生知识，容易导致妇科疾病的发生。

比如白带异常（颜色发黄或有腥味）伴有外阴瘙痒、宫颈炎甚至盆腔炎等；由于在月经期喝冷饮或者吃辛辣刺激的食品，导致痛经或月经不调等，都可以选用骶尾部两侧凹陷中的次髎穴进行治疗。痛经时，按揉次髎穴，直至局部发热，能明显缓解疼痛的程度。本穴位于骶部，有壮筋骨、强腰脊、通经止痛之功，用于治疗腰骶痛、下肢痿痹等。

功效指压

他人代为按揉。施术者两手置于被施术者腰背部，双手拇指指腹分别点揉两侧的次髎穴。按揉的手法要均匀、柔和、渗透，以局部有酸痛感为佳。早晚各一次，每次按揉2～3分钟，两侧次髎穴同时按揉。

承扶穴——利尿保健奇穴

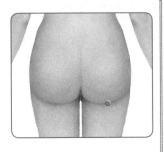

承，指承受，扶，指扶持。穴在臀下横纹正中，意为本穴有承受上身而扶持下肢之用，故名承扶。承扶，又名肉郄、阴关、皮部。俯卧位，于大腿与臀部交界之臀沟中点取穴。

大腿保健的重要穴位

该穴位于大腿后侧正中上部，两侧臀横纹的中点，其深层是人体最粗大的神经——坐骨神经通过的地方，时常点揉，可以刺激坐骨神经，使之兴奋，以减轻腿部的疼痛、麻木等不适感。

现代医学新用法

现代医学常用于治疗：神经系统疾病，如坐骨神经痛、腰骶神经根炎、小儿麻痹后遗症；其他，如便秘等。

肘压方法

被施术者俯卧位，施术者屈肘，用肘尖点揉承扶穴。点揉的力度要均匀、柔和、渗透，使力量深达深层局部组织，以有酸痛感为佳。早晚各一次，每次点揉3～5分钟，两侧承扶穴交替点揉。

特效保健祛病穴 上肢

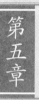

第五章

极泉穴——向狐臭说 "Bye Bye"

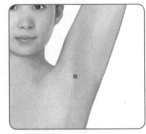

极，高、极致的意思；水之始出曰泉，心经经穴中，极泉位置最高，心主血脉，手少阴心经起于极泉，喻手少阴脉气由此如泉中之水急流而出，故名极泉。

屈肘，手掌按于后枕，上臂外展位，于腋窝中部有动脉搏动处取穴。

揉揉极泉，轻松告别腋臭

腋臭，俗称狐臭，由于其刺鼻的气味使人感到特别的厌烦，闻到这种气味的人大多掩鼻远离，给狐臭患者造成很大的心理负担和自卑感，从而影响工作、学习及交际。若腋臭较重，一般只能选择切除汗腺，对于症状较轻而又不愿意手术的患者，除了勤洗澡、勤晒太阳和勤换洗衣物之外，还可经常按揉一下极泉穴。该穴下淋巴结和淋巴管丰富，皮肤汗腺发达，故刺激该穴可以治疗瘰疬和狐臭。

功效指压

端坐位，一手手臂微张开，以方便按揉腋窝。另一手拇指在前，其余四指在后，置于腋窝部，握住覆盖腋窝前方的胸大肌，以其余四指按揉极泉穴，力度以感觉酸痛明显为度，每次按揉2～3分钟，左右交替，早晚各一次。

🐢肩贞穴——肩周炎患者的福音

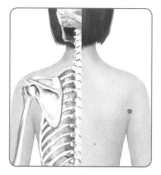

贞，正也。穴在肩下，正对腋纹头上方1寸处，故名肩贞。在肩关节后下方，臂内收时，腋后纹头上1寸处取穴。

🦋按揉肩贞穴，终止肩周炎痛

肩周炎患者经常会出现这样的情况：当肩部上举的时候，肩轴周围疼痛不堪，其中一个较明显的痛点常常位于肩部后面——肩贞穴的位置。该穴深层是附着在肩关节上的肌肉，由于发生肩周炎时该肌肉痉挛收缩，产生了疼痛。

🦋现代医学新用法

现代医学常用于治疗五官科疾病，如牙痛；运动系统疾病，如肩关节周围炎、脑血管病后遗症、头痛等。

🦋功效指压

一手臂弯曲肘关节，手搭于对侧肩头，另一手从该手臂下方绕过腋窝，以中指点揉肩贞穴，或用四指指尖按揉肩贞穴区。早晚各一次，每次点揉2～3分钟，左右手交替。手法要均匀、柔和，力度要渗透，注意不要伤了施术的手指和手腕。

肩髎穴——肩部不舒服的好帮手

上臂外展平举，肩关节部即可呈现出两个凹陷窝，前者为肩髃，后者为肩髎；或上臂垂直，于锁骨肩峰端后缘直下约2寸，当肩峰后缘与肱骨上端内侧面所构成的凹陷处取穴。

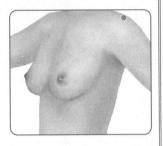

缓解计算机综合征

计算机综合征主要表现为眼睛干涩疲劳，肩背疼痛，失眠多梦，神经衰弱，严重者颈椎和腰椎都会出现病变。对于肩部的疼痛，除了选用肩前部的肩髃穴外，肩后部的肩髎穴也是常用穴。

现代医学新用法

现代常用于治疗：运动系统疾病，如肩关节周围炎、脑血管病后遗症；其他，如胸膜炎、肋间神经痛。

功效指压

上臂外展平举，在肩关节后方有一明显凹陷，用另一手食指或中指指腹进行按压，感觉酸痛明显处即为肩髎穴。双手交替按压，每次按压2～3分钟，早晚各一次。也可以找他人代为按压。

肩髃穴——肩部保健必选的穴位

骨禺，髃骨也，为肩端之骨。穴在肩端部肩峰与肱骨大结节之间，故名。将上臂外展平举，肩关节部即可呈现出两个凹窝，前面一个凹窝中即为本穴；或者垂

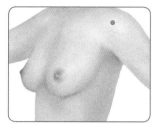

肩，当锁骨肩峰端前缘直下约2寸，当骨缝之间，手阳明大肠经的循行在线处取穴。

手臂挛痹取肩髃

隋末唐初的著名医学家甄权擅长针灸治病。有一天，鲁州刺史受风寒，肩不能抬起而不能拉开弓箭，遍访名医无人能治，后来求治于甄权。甄权在其肩髃穴上刺入一针，出针后，刺史立刻就能拉弓射箭了。这个典故说明了肩髃穴对肩部疼痛有奇效。肩周炎，又称为"五十肩"，肩膀就像凝固、冻结了似的，活动受到限制。对于该病，肩髃穴是其治疗特效穴。

功效指压

端坐位，一手臂自然下垂，另一手以中指指腹按压肩髃穴。按压该穴时，力量要渗透，可感到局部酸痛感明显，有时会出现向上臂放射的现象。每次按压3～5分钟，左右手交替按压，早晚各一次。

尺泽穴——润肺止泻应急要穴

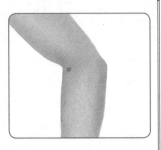

尺泽为手太阴肺经的合穴，又有"肘中动脉"的美名，五行属水。伸臂向前，仰掌，掌心向上，肘关节弯曲约呈120°时，肘窝处可摸到一绷起的大筋，大筋外侧缘即是该穴。

清肺补肾，润燥良穴

"尺泽"，从名字上来分析，有灌溉之意，而"尺"字又暗指肾脏，因此本穴有补肾之功。它的原理是通过降肺气来达到滋补肾脏的目的，最适合上实下虚的人。

清邪热，止急性呕吐、泄泻

尺泽穴属手太阴肺经，此经络发自中焦，向下行经大肠，后循环过胃口，在此循环中，肺部的邪热便逐渐向胃肠移动，有效缓解泄泻、呕吐等症状。

功效指压

端坐位，一手臂伸臂向前，仰掌，掌心向上，肘弯曲约120°，另一手中指指腹按压尺泽穴，以按之酸痛明显，甚至酸痛感向上下扩散但能够忍受为度，按压至局部透热为止，双侧交替按压各2分钟，早晚各一次。

曲池穴——止痒、降压一按就灵

曲池穴位于肘横纹的外侧。取穴时，需屈肘成直角，此穴就在肘横纹的外侧端，即肱骨外上髁内缘凹陷处。曲池穴是大肠经的合穴，有"清热解毒、和营退热、降逆活络"的功用。

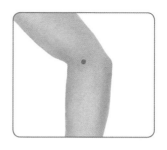

治疗风疹，快速击退瘙痒

风疹，以皮肤上出现形状各异、大小不等的风团并伴瘙痒为主症。此病多因风邪入侵无法消散，郁积在肌肤和血液里而导致发病；或因吃多了滋补燥热之物导致肠胃积留了太多热气不能宣泄郁于肌肤而发病。

抗击过敏性鼻炎

掐按曲池穴可刺激经络穴位，具有"清热解毒、祛风通络、开通肺气"的作用，可使体内气血畅通，达到治疗过敏性鼻炎的效果。可治疗鼻、咽喉部位的病症。

现代医学新用法

治疗肩关节疼痛、肘关节疼痛、高血压、上肢瘫痪、扁桃体炎、甲状腺肿大、急性胃肠炎、荨麻疹、流行性感冒等症，此穴对皮肤病、疮疡疖肿也有奇效。

🐟 少海穴——随身携带的"心理医生"

少，指手少阴经；百川之汇曰海，该穴为手少阴之合水穴，属水，为脉气汇聚之处，故名少海。屈肘举臂，以手抱头，肘横纹内侧端与肱骨内上髁连线中点处。

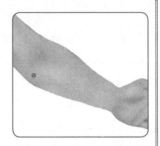

❀ 使用方便的"心理医生"

少海，为古代地名，即渤海之意。手少阴心经所入为少海，海者，深阔无疆，少阴经最里，部位最深。其治症复杂，表里寒热虚实或者七情志意之病均可取少海穴进行调理。

❀ 按压少海，浇灭心火

少海为手少阴的合水穴，心属火，水克火，心火上炎导致的各种病症均可取少海穴进行治疗。例如，心火导致的牙痛、头晕目眩等都可通过按压少海穴得以缓解。

❀ 功效指压

屈肘向上，手微握拳，以另一手拇指指端按压少海穴，力度以酸痛感明显但能忍受为度，使力量渗透入局部组织，每次按压2~3分钟，左右手交替，早晚各一次。

孔最穴——治咯血、痔疮最有效

孔，孔隙也；最，多也，甚也，聚也。该穴属于手太阴肺经之郄穴，为本经气血深聚之处，是理血通窍最得用之穴位，故名孔最。

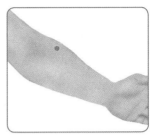

伸臂仰掌取穴，从尺泽穴至腕横纹外侧端脉搏搏动处连线的中点向上约一横指处。或者伸臂仰掌，另一手握住该手臂前臂中段上缘处，拇指向上推约一横指，按之酸痛明显处即是该穴。

✿ 气血汇聚，滋阴润肺

中国北方大部分地区气候干燥，尤其秋天，燥金伤肺，肺伤则咳，咳嗽剧烈者，甚至会咯出血丝。孔最为气血汇聚之处，对咯血有特效，是值得牢记于心的穴位。该穴为肺经郄穴，善于治疗血证、急症，如肺热咯血、高热不退、急性咳嗽、气喘、咽喉肿痛等肺系疾病。

✿ 功效指压

端坐位，一手臂伸臂仰掌，用另一手拇指或中指指腹点揉孔最穴，以穴点有酸痛感但能忍受为度，可按揉至透热或者局部皮肤微红，双侧穴位交替点揉各3分钟，每天早晚各一次。

手三里穴——通经活络，缓解疼痛

手三里具有通经活络、清热明目、调理肠胃的功用，主治牙齿疼痛、呕吐、泄泻、腹痛、肘臂酸痛、腰背痛及消化性溃疡等症。屈肘取穴，曲池与阳溪连线上，曲池穴下2寸，或在肘端下3寸处取该穴。

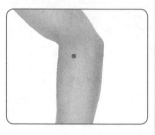

手臂不舒服，随手就按

随着人们饮食结构的改变，高蛋白质、高脂肪的饮食给当代医学带来了很多棘手的难题，比如中医所称的中风（现代医学分为脑出血或脑梗死），若治疗不当或不及时可留下后遗症——半身不遂。

经常按摩手三里，对上肢不遂能起到缓解和治疗的作用。其实，任何情况下出现手臂麻木、疼痛或者其他不舒服，都可以通过按揉以缓解不适。

各类牙痛之特效穴位

胃火牙痛，一般由辛辣之物引起，发作时下牙疼痛剧烈，即便服用止痛药也未必见效。

此时，可紧急掐按双侧内庭、颊车和手三里穴，5分钟后便可见效；肠火牙痛由大肠实火造成，刺激双侧合谷、曲池和手三里穴，其效果立竿见影；虚火牙痛属肾虚牙痛，一般持续时间较长，且牙齿根部有松动迹象，可每天刺激合谷、手三里、太溪3个穴位3～5分钟，以补足肾阴，缓解疼痛。

❀ 掐按手三里，治疗腰腿痛

手三里对因"肠腹时寒"引发的"腰痛"有很好的效果。另据现代临床医学证明，手三里穴不仅可用于治疗上肢疼痛，通过掐按等强刺激手法，还可以用于下肢疼痛的治疗，止痛效果好。

具体方法如下：前臂稍屈曲，用对侧拇指腹按于手三里穴，由轻而重掐按2分钟，以局部有酸胀感为度。

❀ 现代医学新用法

现代常用于治疗：运动系统疾病，如肩臂痛、上肢麻痹、半身不遂；消化系统疾病，如溃疡病、肠炎、消化不良；五官科疾病，如牙痛、口腔炎；其他，如颈淋巴结核、面神经麻痹、感冒、乳腺炎。

❀ 功效指压

一手屈肘放于胸前，另一手屈肘用拇指垂直弹拨该手臂的手三里穴，弹拨时，用手臂发力，带动腕部活动，不可直接用腕部发力，以免造成腕部损伤。弹拨该处酸痛感明显。每次弹拨3～5分钟，早晚各一次，双手交替。

曲泽穴——心痛心悸它来救

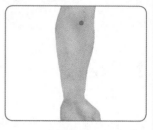

曲，指屈曲；泽，水之归聚处。因穴在肘横纹上，肱二头肌腱尺侧缘凹陷中，微屈其肘始得其穴。又因穴为手厥阴之合，属水，以水归聚如泽喻本穴，故而得名。伸臂向前，仰掌，掌心向上，肘关节弯曲约呈120°时，肘窝处可摸取一绷起的大筋，大筋内侧缘即是该穴。

按揉曲泽，心脏保健康

由于老年人血管弹性变差，加之饮食不节制，不少人患上了心脏病。在心脏病迁延、加重或发作的过程中，会出现心慌、心悸、胸闷、饮食无味等症状。

这时按摩曲泽穴可有效缓解不适。曲泽穴为心包经的合穴，不但具有心包经穴位治疗心脏疾病的共性，而且对于伴有胃部不适、恶心、呕吐的心脏病患者尤为适宜。

刺激曲泽，治疗暑热病

曲泽穴出自《灵枢·本输》的"曲泽，肘内廉下陷者之中也，屈而得之，为合"。《针灸铜人》中谓该穴能"治心痛，善惊身热，烦渴口干，逆气呕血，风疹，臂肘手腕善动摇"。

该穴在肱二头肌腱尺侧缘，故刺激该穴可影响该处肌腱的作用，治疗肘臂挛痛。肘窝、腘窝处富含血液，该处的穴位对于热证、血证多有良效。该穴名为"曲泽"，具有润泽之性，还善于治疗暑热病。

🌸 按摩曲泽，缓解胃部不适

曲泽穴为合穴，"合主逆气而泄"，"病在胃及饮食不节得病者，取之合"，说明合穴对胃病及上逆性病症有独特的治疗作用。曲泽穴还可以治疗胃痛、呕吐、呕血等胃病。

🌸 功效指压

正坐伸肘，掌心向上，肘关节约呈120°，另一只手轻握肘尖，四指在外，拇指弯曲，用指尖垂直按压曲泽穴，有酸麻胀痛感，双手交替按压，早晚各一次，每次1～3分钟。

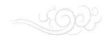

郄门穴——急性心疾用力掐

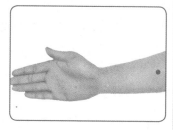

郄，孔隙的意思，是本经气血深藏聚集之处，该经或该经所对应的脏腑有疾时，可在该穴处有反映——按之酸痛或穴位出现结节等。该穴出自《针灸甲乙经》的"郄门，手心主郄，去腕五寸"。《针灸甲乙经》曰："呕血，大陵及郄门主之。"郄门穴为手厥阴之郄穴，当去腕5寸，在两筋分肉之间，如门之状，故名郄门。

仰掌微屈腕，先取腕横纹中点之大陵，其上5寸处（四手指并拢为3寸），在两条大筋之间、酸痛明显的凹陷处取穴。

心脏病发作急救穴位

目前，冠心病已成为威胁老年人健康的最大危险因素之一。很多冠心病患者外出时总是带着速效救心丸，以便在急性发作时救命之用，但忘记带了怎么办？其实，心包经的郄门穴也是心脏病急性发作时可以急救的好穴位，且操作方便简单。

本穴为手厥阴心包经的郄穴，郄穴临床上擅长治疗急症，故本穴较该经其他穴位，尤适宜于急性心痛、心悸、心烦、胸痛等心脏疾病。

同时，内关配郄门用于心绞痛的急救不但能即刻解除症状，阻止疾病进一步发展以挽救患者的生命，还可以大大减少含服硝酸酯制剂的不良反应，且取穴简单，施针方便，可重复性强，便于推广。

❧按摩郄门，气血顺畅，远离疾病

郄穴为气血深藏积聚的穴位，本穴对于呕血、鼻出血等热性出血证有特效；气血凝涩阻滞，蕴结而成疔疮、痈肿，亦可取本穴治疗。

癫痫之疾，是由于心神被扰或心窍被蒙，心包代心受邪。癫痫为急症，故癫痫发作时当急取该穴治疗。同时，现代医学研究表明，刺激郄门穴对肺功能有调整作用，还可以升高血氧饱和度，不致缺氧，改善心脏功能。

❧功效指压

伸臂仰掌，用拇指指端按压郄门穴，按之酸麻胀痛明显，重按酸麻胀痛感可向下传于手指，向上可传至上臂部，左右手交替按压，早晚各一次，每次3～5分钟。

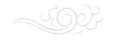

间使穴——使抑郁心情变开朗

伸臂仰掌，手掌后第一横纹正中（大陵）直上3寸（食、中、无名、小指四指相并为3寸，称为"一夫法"），当两个肌腱之间凹陷处取穴。

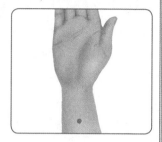

按揉间使穴，排遣抑郁

现代人生活节奏越来越快，尤其是大城市的人们生活与工作压力大，每天都在忙碌奔波，很多人因为生活或工作上的不得意而心情抑郁，严重者甚至患上忧郁症。对于该病，除了必要的常规治疗之外，还可经常按摩心包经的经穴——间使穴，"日久见真情"，该穴一定不会辜负你的期望，可以有效帮助你缓解心情抑郁的状况。本穴对胃痛、呕吐等热性胃病有特效。

现代医学新用法

现代研究表明，灸该穴能增加冠脉血流量，改善心功能。

功效指压

正坐伸肘，以拇指指端按压对侧手臂的间使穴，以有酸痛感为佳，左右手交替按压，早晚各一次。

通里穴——中风失语的灵丹妙药

仰掌，于尺侧腕屈肌腱桡侧缘，腕横纹上1寸处取之。腕横纹内侧头向上一横指。

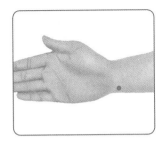

中风失语的灵丹妙药

近年来，随着中风发病率的增高，对于中风失语症，心经络穴——通里穴不容忽视。该穴为手少阴心经之络穴，从该穴发出络脉"系舌本"，故对于舌强不语、暴喑有特效。在临床上，通里穴是用于治疗中风失语的常用穴，但是一定要坚持不懈地点揉此穴才能有较好的效果。

刺激通里穴，治疗上肢疼痛

该穴位于腕部稍上方，其下方有神经从腋窝下经少海穴走来，故刺激该穴不仅可以治疗腕部疼痛，对于臂部内侧的疼痛也有一定疗效。现代研究发现，针刺通里穴，可使部分癫痫发作的患者脑电图趋于规则化。

功效指压

端坐仰掌，手微屈，用另一手拇指指尖掐按通里穴，按之酸痛明显，注意勿掐破皮肤。每次掐按2～3分钟，左右手交替，早晚各一次。

内关穴——疑难杂症应急要穴

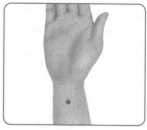

内关穴又名"阴维穴"，位于腕臂内侧，掌长肌腱与桡侧腕屈肌腱之间，腕横纹上2寸处取穴，将一只手中间三指并拢，无名指放在另一手的手腕中间的横纹的中央上，则食指下方按之凹陷并酸痛处即是该穴。

有效降低舒张压，紧急对付并发症

舒张期血压升高的患者，常伴有胸闷、胸痛、头痛、头胀、头晕、项强等症状，此时，用力按揉双手的内关穴可缓解血管平滑肌痉挛，使舒张压下降。

此外，内关穴尤其善于宽胸理气，平常作为保健穴，还能增强心脏的无氧代谢功能。不过，在解除了身体燃眉之急后，应立即前往医院诊治原发病，防止病情恶化，使得身体得到进一步治疗。

按揉内关止疼痛

当身边无药、无针却偏偏碰到心绞痛发作时，用力按揉两侧内关穴，可以缓解疼痛；当胃肠平滑肌痉挛时，用力按揉内关穴可以起到和胃降逆、宽胸顺气、解痉止痛的作用，缓解和治疗恶心、呕吐、打嗝、痉挛性疼痛等症状。

内关穴属手厥阴心包经，是麻醉、止痛的常用穴之一。主要用于循环系统疾病的治疗，如心动过速或过缓、心律不齐、心内膜炎或外膜炎、风湿性心脏病、心绞痛、心肌炎、高血压等。

此外，它也常用来治疗胃炎、胃痉挛等消化系统疾病和失眠、癫痫等神经系统疾病。

掐揉内关以定喘止晕

哮喘持续发作时，可在就医前，进行如下紧急处理：用拇指强力掐压刺激定喘（或外定喘）、内关、天突、鱼际各穴位约3分钟。

在无药物的情况下，要想紧急缓解晕船、晕车、晕机的症状，也只需用拇指掐揉内关穴即可。

常按内关穴，疑难杂症自无踪

失眠、梅核气多由情志所伤或精神过度紧张所致，常表现为失眠多梦、不思饮食、悲伤欲哭、心中烦乱、不愿说话等，或常感喉部有异物，吞咽困难。

对付这些疾病应用力按揉内关穴，可起到和胃降逆、理气化痰、宁心安神、解郁除烦、镇静催眠的作用，进而缓解或治疗上述病症。

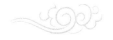

神门穴——治"心"之要穴

神门穴，五行属土，为心经原穴，属手少阴心经。此穴位于人体手腕部，仰掌取穴于手腕关节手掌侧，尺侧腕屈肌腱的桡侧凹陷处。

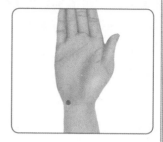

按揉神门，保养心系统

神门是心经原穴，是心经的动力之源。神门穴有补心益气、安神降火之功，主治失眠、心悸、癫痫、心痛、高血压、心绞痛、神经衰弱、无脉等症。

经常按压神门，可调理心经，维持心脏正常运作，从而防止心慌、盗汗、健忘、咽痛等心系统疾病。

自我按摩时，可以用单手拇指去按揉另一只手的神门穴，力度适中，不可过大，有酸胀感即可。

掐按神门，轻松入眠

失眠的原因很多，内燥滋生、心火上扬，脾、胆受寒等都可引起失眠。刺激神门不仅可直接滋养心经，起到抑制心火的作用；还可使整条心经活跃起来，疏通其他脏腑经脉，使血气在全身的运行不受阻滞，补足脾等其他脏腑的经气，对失眠有广泛的治疗作用。具体方法如下：失眠较轻的情况下，以拇指加适当力度按揉双手神门穴即可，每次5～10次。失眠较重，则要采用掐按的手法，按压双手神门穴，以加重对该穴位的刺激。具体掐按方法：一手拇指尖掐按对侧神门穴约1分钟，左右手交替进行，以局部有酸胀感为佳。

刺激神门，治疗癫痫

中医认为，癫痫是因神耗太多，思虑过度，造成心脾虚弱、郁结于肝、痰浊不化、心窍被蒙蔽所致。刺激神门可重开心窍，从而有益于治疗癫痫。在刺激神门的同时，配合取心俞穴、肝俞穴和脾俞穴，更有利于行气化瘀，补脾益血，加速康复。

功效指压

端坐仰掌，手微屈，用另一手拇指指尖掐按神门穴，按之酸痛明显，注意勿掐破皮肤。每次掐按2～3分钟，左右手交替，早晚各一次。

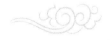

支沟穴——气行便通一身轻

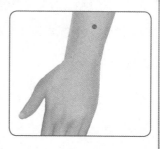

支，同肢；沟，指沟渠。穴在上肢前臂尺、桡两骨之间，因喻脉气行于两骨间如水行于沟，故而得名。该穴出自《灵枢·本输》的"行于支沟"，又称"飞虎"穴。

伸臂俯掌，于腕背横纹中点直上3寸，尺、桡两骨之间，与间使穴相对处取穴。

❀ 预防痔疮促排毒

民间有俗话说"十人九痔，十女十痔"，痔疮的发生多由于初期大便排泄不通畅，过于用力致使直肠末端血管聚集成团发生出血或直肠黏膜脱出。便秘不仅会导致痔疮，而且是美丽容颜的"杀手"，甚至会引起直肠癌。通过按摩手背上的支沟穴，再配合腹部局部穴位的按揉可以改善便秘的问题。支沟穴为三焦经的经穴，三焦通行元气和运行水液。启动支沟穴，可以使元气运行通畅，推动大便排出。

❀ 按摩支沟穴，缓解身体各种不适

本穴为手少阳三焦经火穴，能清泄少阳偏亢相火，具有疏利三焦、聪目窍、利咽喉之功，主治耳聋、耳鸣、

面赤、目赤肿痛、口噤等头面五官疾病。本穴有祛风湿、通经络、止痹痛之功，是治疗上肢痛麻的要穴，主治目外眦、颈、肩、背痛，肘臂屈伸不利，手指疼痛，手颤等。三焦为运行气血的通道，故本穴能调节气机的运行，用于治疗咳嗽、逆气、胸胁痛、心痛、腹痛、呕吐、便秘等。

现代医学新用法

现代医学常用于治疗运动系统疾病，如急性腰扭伤，肩背软组织损伤，上肢瘫痪；心胸疾患，如肋间神经痛，胸膜炎，肺炎，心绞痛，心肌炎，丹毒；其他，如急性舌骨肌麻痹，习惯性便秘等。

功效指压

将一手屈肘放于胸前，掌心向下，另一手反手握住该手腕关节上方的外侧，用拇指指端点揉支沟穴，以局部有酸麻胀痛感为度，双手交替，每次点揉2～3分钟，早晚各一次。

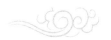

外关穴——热病的首选穴

外，指体表；关，指关隘。穴在腕后2寸两骨间，与内关相对。穴为手少阳、厥阴互相联络关要之处，与阳维脉相通。阳维有维系、联络诸阳经之作用。该穴出自《灵枢·经脉》的"手少阳之别，名曰外关"。

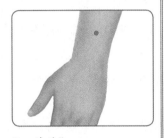

伸臂俯掌，于腕背横纹中点直上2寸，尺、桡骨之间，与内关穴相对处取穴。

热病治疗首选穴位

该穴是手少阳三焦经一个非常重要的穴位，是三焦经的络穴，其发出的络脉向内走向心包，所以该穴可以通治两经病。本穴又为八脉交会穴，通于奇经八脉的阳维脉，"阳维为病苦寒热"。少阳经枢机不利，会出现时冷时热的症状。凡是热病导致的头痛、耳鸣、目赤肿痛，或两侧胸腹部疼痛、口苦咽干、牙痛、感冒头痛等都可以取外关进行治疗。

按揉外关穴，远离各种热病

本穴为手少阳三焦经络穴，八脉交会穴之一，通于阳维脉，阳维为病苦寒热，故对于一切外感疾病皆可取本穴治疗。如《杂病穴法歌》曰"一切风寒暑湿邪，头痛发热外关起"。本穴有祛风湿、通经络、止痹痛之功，主治本经脉所经过部位的疾病，如胸胁痛，五指皆痛不能握物，肘臂屈伸不利，上肢筋骨疼痛，手颤，肩痛。该穴是治疗上肢痛麻的要穴。

现代医学新用法

现代医学常用于治疗：神经系统疾病，如急惊风；消化系统疾病，如腹痛、便秘、肠痈、霍乱等。

功效指压

一手屈肘放于胸前，掌心向下，另一手反手握住该手腕关节稍上方的外侧，用拇指指端点揉外关穴，以局部有酸麻胀痛感为度，两手交替点揉，每次操作2～3分钟。

小贴士

腕部劳损有疗效：用腕关节过多的人群容易发生腕部劳损，所以每天用温水泡双腕关节10分钟，边泡边两手互相按揉，可以更好地消除疲劳，缓解酸痛。工作的时候最好佩戴合适的护腕，保护腕关节。腕关节扭伤注意事项：1.治疗期间，应适当减少腕部活动，可用"护腕"加以保护。2.急性损伤施手法后，用绷带软固定3～5日。3.慢性损伤可配合中药熏洗及热敷，加强腕关节的功能锻炼。

养老穴——晚年健康靠养老

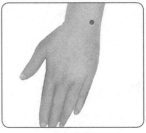

养老，即奉养老人之意。本穴可治耳聋、目视不明、肩臂疼痛等老年疾病。为调治老年疾病的要穴，故名养老。

屈肘，掌心向胸，在尺骨小头的桡侧缘上，与尺骨小头最高点平齐的骨缝中取穴。或掌心向下，用另一手指按在尺骨小头的最高点，然后掌心转向胸部，当手指滑入的骨缝中取穴。

延缓衰老，老年健康有保证

养老穴是小肠经的郄穴，是小肠经气血深藏积聚的穴位。养老，顾名思义，就是老年人用来保养身体健康的穴位，说明该穴可以延缓衰老，防止和治疗衰老带来的许多疾病。老年人随着器官组织功能的下降，往往会出现视力模糊、听力下降、腰酸背痛、牙齿枯槁、行动迟缓无力等症状，通过按揉养老穴，使老年人"老当益壮"。

功效指压

端坐俯掌，手微握拳，用另一手的四指握住该手的小指侧，拇指指腹按揉养老穴，酸痛感明显者为佳。按揉时力度要均匀、柔和，并配合舒缓的呼吸。早晚各一次，每次按揉2～3分钟，左右手交替。

腕骨穴——皮肤发黄腕骨求

腕骨穴是因其近于腕骨而名为"腕骨"也。该穴出自《灵枢·本输》的"手太阳小肠者，上合手太阳……过于腕骨"。

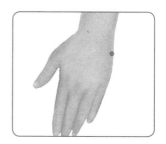

沿后溪赤白肉际向上推，有高骨挡住，凹陷中即是。

刺激腕骨穴，治疗五指疼痛

本穴具有祛风舒筋、活络止痛之功，主治项强、指挛臂痛、颈项颔肿、惊风、瘛疭等。如《医宗金鉴》云："腕骨主治臂腕五指疼痛。"《玉龙歌》云："腕中无力痛艰难，握物难移体不安，腕骨一针虽见效，莫将补泻等闲看。"

按揉腕骨穴，利胁退黄

本穴为手太阳小肠经原穴，具有清热祛湿、利胁退黄之功，主治黄疸、胁痛、热病汗不出等。

功效指压

端坐仰掌，手微握拳，用另一手的拇指指尖掐按腕骨穴，酸痛感明显者为佳，以能耐受为度，注意不要掐破皮肤。早晚各一次，每次掐按2～3分钟，左右手交替。

阳溪穴——腕臂疼痛找阳溪

手背为阳，筋骨间凹陷处类似山溪。穴在两骨（桡骨、腕骨）、两筋（拇短伸肌腱与拇长伸肌腱）之间凹陷处，穴当阳位，故名阳溪。《备急千金要方》中称该穴可"主腕臂外侧痛不举"。拇指上翘，在手腕桡侧，当两筋（拇长伸肌腱与拇短伸肌腱）之间，腕关节桡侧处取穴。

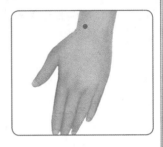

按揉阳溪穴，缓解手腕痛

对于腕关节的疼痛，在其外侧有一个重要的穴位——阳溪穴，本穴具有舒筋利节、通经活络的作用，可以治疗手腕痛、五指拘急。经常按揉阳溪穴可以缓解疼痛。

现代医学新用法

现代医学常用于治疗：五官科疾病，如鼻炎、耳聋、耳鸣、结膜炎；神经系统疾病，如面神经麻痹、癫痫。

功效指压

端坐俯掌，一手指自然弯曲，用另一手四指握住手背，拇指点揉该手阳溪穴，酸胀感明显并向拇指背侧走窜，每次点按2～3分钟。

阳池穴——手的小暖炉

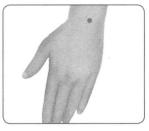

本穴在手背横纹上，于指伸肌腱尺侧凹陷处。手背为阳；穴为三焦经之原，承中渚之气而停留之，穴处凹陷似池，故而得名。俯掌，于第3、第4指掌骨间直上与腕横纹交点处的凹陷中取穴；或于尺腕关节部，指伸肌腱和小指固有伸肌腱之间取穴。

冬日里的小暖炉

在手背中央稍偏外侧凹陷处有一个穴位——阳池穴，该穴能够激发元气，元气活跃起来，运行通畅，达于手部，手自然就感到暖和了。

现代医学新用法

现代医学常用于治疗：流行性感冒、风湿病、扁桃体炎、疟疾、糖尿病、前臂肌痉挛或麻痹、腕关节及其周围软组织疾病、腕关节炎等。

功效指压

一手屈肘放于胸前，掌心向下，另一手反手握住该手的腕关节外侧，用拇指指尖点揉阳池穴，以有酸胀感为度，双手交替操作，每次点揉2～3分钟。

偏历穴——偏历利水，治疗腹胀、水肿

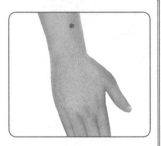

偏，偏斜也；历，经历也。穴为手阳明之络，言脉气由本穴偏行别出，越历本经走向太阴之脉，故名偏历。侧腕屈肘，在前臂背部桡侧，腕横纹上3寸，在阳溪穴与曲池穴连线上，取穴。

疏通肠胃，宣肺利水

本穴为手阳明大肠经络穴，可联络大肠、肺两经脉气，可以通治两经之病，具有疏通肠胃和宣肺利水之功，治疗肠鸣腹痛、腹水水肿、小便不利等。

清热开窍，治疗五官疾病

具有清热开窍、消肿止痛之功，主治五官科疾病，如耳聋、耳鸣、鼻衄、视物不清、口歪、喉痛、咽干等。

功效指压

一手屈肘放于胸前，另一手屈肘用拇指指腹按揉该手臂的偏历穴。按揉时拇指指腹应吸定在皮肤上，按揉的力度要适当，用力均匀，使局部有酸痛的感觉。每次按压3～5分钟，早晚各一次，双手交替按压。

商阳穴——治疗咽喉肿痛的"喉宝"

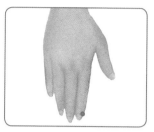

商阳穴为手阳明大肠经之井穴，属金。商，五音之一。大肠经与肺经相合，行于阳分。肺音商，金音商，故名商阳。此穴出自《灵枢·本输》的"大肠上合手阳明，出商阳"。微握拳，食指前伸，食指指甲桡侧与基底部各作一线，相交处即为穴。

随身携带的"金嗓子喉宝"

归于手阳明大肠经，可清泄阳明火热，调节大肠经气，具有消肿止痛、解毒利咽、聪耳明目之功，可治疗头面部诸多热性疾病，如咽喉肿痛、颌肿、齿痛、耳鸣等。

现代医学新用法

现代常用于治疗五官科疾病，如牙痛、咽炎、喉炎、腮腺炎、扁桃体炎、口腔炎。

功效指压

一手食指自然弯曲，另一手以拇指、食指两指夹住该食指，以施术手的拇指指尖垂直掐按被施术手的商阳穴，疼痛感明显。每次掐按1分钟，早晚各一次，注意不要掐破皮肤。

合谷穴——易找好用的紧急救治要穴

合谷，俗称"虎口"，属手阳明大肠经，就在双手手背的虎口处。取合谷穴最简单的方法是把单手的拇指和食指合拢，合谷穴就在肌肉的最高处。

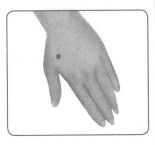

❀ 紧急救治勒缢者

勒缢不仅能迅速阻断受害者呼吸道与头部之间的供血，还会使大脑产生缺血、缺氧症状，如不立即解除伤害并施以救治，可致使受害者立即死亡。当勒缢者尚有呼吸及心跳，却神志不清或昏迷时，施救者应迅速打开门窗，尽可能保持室内空气流通并立即解开受害者的衣扣，以使其呼吸更顺畅，若受害者获救后出现哭叫不停或躁动不安的情况，可用合谷穴配百会、涌泉、内关、十宣等穴进行刺激。每次任意掐揉2～3个穴位便可使其安静下来。

❀ 日常保健有奇效

合谷穴具有"镇静止痛、通经活络、清热解表"的功能。刺激合谷穴在治疗感冒、头痛、扁桃体炎、咽炎、鼻炎、牙齿疼痛、耳聋、耳鸣、三叉神经痛、癫痫、精神病、小儿惊厥、中风偏瘫、落枕、面部抽搐及麻痹、痛经、打嗝、闭经、催产等方面均有效。合谷穴位易找、易操作，所以平时就可进行自我点揉以促进身体健康。轻微感冒，可以右手拇指按压左手合谷穴，再以左手拇指按压右手合谷穴各100次即可，按压时，以产生酸麻感为宜。按压完后，最好再喝一杯温开水，可加速病毒随汗液排出。患有过敏性鼻炎的朋友，通过坚持按压合谷穴可收到意想不到的治疗效果。若想缓解牙痛和头痛，只要稍用力揉合谷穴即可。女性经常点按合谷穴还有祛斑美白之效。

紧急救治中风患者

中风患者发病时，应将其平放在床上或地板上，头转向一侧，保持安静且使周围空气流通。具体方法是：选取患者的百会、水沟、合谷、少商、神门、十宣等穴位，施以推拿，待其苏醒后停止即可。

现代医学新用法

手阳明为多气多血之经，该穴是治疗妇科疾患的常用穴，主治月经不调、痛经、经闭、滞产、胎衣不下、恶露不止、乳少等。

功效指压

一手拇指、食指张开，以另一手的拇指垂直掐按合谷穴，局部有酸麻胀痛的感觉，甚至向食指外侧端或者向手臂外侧前缘放射。每次掐按2～3分钟，早晚各一次，左右手交替。

少冲穴——中风昏迷急救穴位

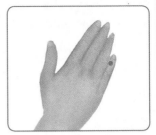

少冲穴为心脉冲出之所在，少，指手少阴；冲，要冲也，穴为手少阴之井木穴，手少阴由此相交于手太阳，为阴阳两经气交通之要冲也，故名。

微握拳，掌心向下，小指上翘，于小指指甲桡侧缘与基底部各作一线，两线相交处取穴。

☙ 突发中风，掐按少冲

现代医学研究认为，人身体上的每一个器官都能反映全身的健康状况。如人体的手、脚、眼睛、耳朵等都可以单独反映身体哪个部位出现了问题。这个观点与中医学的经络理论是吻合的。如手小指的内侧与人的心脏密切相关，而该部位正是心经最后一个穴位——少冲穴的所在。一些急性症状发作，例如中风昏迷、牙关紧闭、不省人事，在送往医院救治的过程中，用力掐按少冲穴，可使患者苏醒，方便救治。

☙ 擅治心神混乱急性病

该穴出自《针灸甲乙经》的"在手小指内廉之端，去爪甲角如韭叶"。少冲为手少阴心经的穴位，为井木穴，是心经脉气所出之处，可泄热苏厥，化痰开窍。擅长治疗脏腑本身的疾病，又擅治急症，因此常用来治疗热病癫狂、昏迷等心神发生混乱的急性病。

❀ 沿经筋走行，治疗胸胁痛

经络系统不仅包括经脉和络脉，其所属的皮、脉、肉、筋皆是经络系统的组成部分。《灵枢·经筋》云："手少阴之筋，起于小指之内侧，结于锐骨；上结肘内廉；上入腋，交太阴，伏乳里，结于胸中；循贲，下系于脐。"故沿经筋走行，可治经筋病所致的胸胁痛、腋臭、肘内侧疼痛等。

❀ 功效指压

端坐位，微握拳，掌心向下，小指上翘，掐按少冲穴，按之疼痛明显，注意勿掐破皮肤，每次掐按1～2分钟，左右手交替进行。

小贴士

按摩治疗在大多数情况下可以安全放心采用，但是对于一些特殊情况，按摩可能起不到治疗作用，反而会加重病情。以下情况需要特别注意：局部有皮肤破损、出血、感染，或局部损伤肿胀严重，或有骨折、脱位、结核、骨髓炎、化脓性关节炎、肿瘤、严重骨质疏松等疾病的患者，不宜按摩。身体过度疲劳、饥饿、醉酒的人，不宜按摩。

少泽穴——解决哺乳期妈妈的烦恼

少者，小也；泽，润也。

穴在手小指之端，为手太阳小肠之井穴，手太阳小肠主液，液有润泽身体之功，故名少泽。

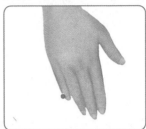

微握拳，掌心向下，伸直小指，于小指指甲尺侧缘与基底部各作一线，两线相交处取穴。

哺乳期的妈妈不再烦恼

有些哺乳期妈妈的乳汁总是不能够满足宝宝的需求，为此拼命吃猪蹄、鲫鱼等进行催奶。

其实除了食疗，人体小指上有一个穴位——少泽穴，也可以帮助妈妈们解决这个烦恼。

少泽穴是手太阳小肠经的首穴，对于催乳有特效。现代研究证明，刺激少泽穴，可使乳汁缺少的妇女血中泌乳素含量增加，从而增加乳汁的分泌。本穴还具有通经、催乳、消肿之功，治疗乳少、乳痛等。

调节心气，治疗中风昏迷

本穴为手太阳小肠经井穴，是小肠经气所出之处，心与小肠相表里，故本穴可调节心气，具有开窍、泄热、安神之功，主治中风昏迷、热病等。

少泽穴归于手太阳小肠经，可泻手太阳之热，具有疏风泄热、利咽消肿、清头目、利耳窍的作用，主治咽喉肿痛、目翳。本穴具有通经活络之功，主治肩臂外后侧痛等。

❀ 现代医学新用法

现代临床上将少泽穴作为急救穴之一，并用于治疗头痛、昏迷、精神分裂症等神经系统疾病。

❀ 功效指压

端坐俯掌，小指翘起，另一手的拇指在内，食指在外，握住该小指，用食指指尖掐按少泽穴，酸痛感明显，每次掐按2～3分钟，左右手交替，早晚各一次。

小贴士

按摩适合以下病症：

伤筋疾病，就是人们通常所说的颈、肩、腰、腿痛。由于急性扭伤、慢性劳损及老化导致运动系统的软组织，如肌肉、肌腱、韧带、关节软骨等损伤，从而出现颈、肩、腰、腿等处的疼痛，是按摩最为见效的疾病。

内科疾病，头痛、失眠、便秘、腹泻、肠胃不适、咳嗽、抑郁等可以通过按摩取得疗效。

中渚穴——耳鸣、头痛一扫空

渚，水中之小洲也。穴为三焦经腧穴，属木。三焦水道似江，脉气至此输注留连，犹江中有渚，故名。俯掌，液门穴直上1寸，当第4、第5掌指关节后方凹陷中取穴。

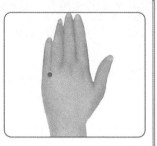

按摩中渚，耳聋、耳鸣一扫空

三焦经又称为"耳脉"，中渚穴是三焦经上的腧穴，经常按揉，可以有效缓解耳鸣、耳聋的症状。如果是慢性耳聋的患者，那就要做好打持久战的心理准备。本穴用以治疗肩、背、肘、臂痛，手指不能屈伸，手臂红肿，肩周炎，肩关节及其周围组织疾病，肘、腕部关节炎等。

现代医学新用法

现代常用于治疗：运动系统疾病，如肩周炎、肩关节及其周围组织疾患，肘、腕部关节炎。

功效指压

一手屈肘放于胸前，掌心向下，另一手反手握住该手的小指侧，以拇指指尖掐揉该手第4、第5掌骨间后方的凹陷处，以感觉酸麻为度，掐揉1～2分钟。双手交替操作。

关冲穴——热病中暑，急掐关冲

关，喻出入的要道。本穴为手少阳之井穴，为手厥阴脉与手少阳脉传注的冲要部位，且在少冲、中冲之间，故而得名。俯掌，沿无名指尺侧缘和指甲基底部各作一平线，相交处取穴。

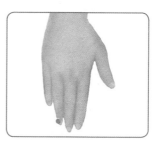

掐按关冲，急救中暑

在夏季如调养不慎，加之出汗过多、身体虚弱易中暑。对于这种情况，急掐关冲穴可以促进患者苏醒和恢复。

掐按关冲，治疗头面五官疾病

关冲穴为手少阳三焦经穴，可清泄少阳风热，具有开窍泄热、消肿利舌之功。主治头面五官疾病，如头痛、目赤、视物不清、耳聋、耳鸣、舌卷口干、咽喉肿痛等。

功效指压

端坐俯掌，无名指翘起，另一手的拇指在内，食指在外，握住该无名指，用食指指尖掐按关冲穴，酸痛感明显。每次按压2~3分钟，左右手交替，早晚各一次。

后溪穴——缓解急性腰痛立竿见影

后，指第5掌指关节后。此穴在第5掌指关节后方，微握掌，当尺侧横纹头处，其形有如沟溪，故名后溪。

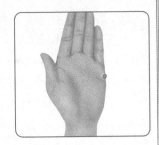

在手掌尺侧，微握拳，第5掌指关节后的远侧掌横纹头赤白肉际处取穴。

掐按后溪，缓解急性腰痛

突然扭伤腰部，或者不小心闪了腰，或者夜间睡觉腰部受凉，都会引起急性腰痛，疼痛起来翻身困难，直不起腰来，非常痛苦。有一个简单有效的办法，可以很快缓解急性腰痛。就是用力掐按后溪穴，并慢慢转动腰部，你会发现，腰居然能活动了，而且不那么疼了。后溪穴是手太阳小肠经的腧穴，又通于督脉，所以可以治疗腰痛，是治疗急性腰痛的特效穴。后溪穴为手太阳小肠经腧穴，输主体重节痛，故有散风寒、祛风湿、通经络、止痹痛之功。

功效指压

端坐仰掌，手微握拳，用另一手的拇指指尖掐按后溪穴，力度以能耐受为度，酸痛感明显，注意不要掐破皮肤。早晚各一次，每次掐按1～2分钟，左右手交替。

太渊穴——肺经大补穴、补气最强穴

又名太泉穴，属手太阴肺经，是肺经上的原穴，五行属土。肺司气，而太渊穴是中气的大补穴位，太渊穴可有效治疗肺虚引起的疾病。此穴位于腕横纹桡侧的凹陷处，即拇指根部的凹陷处，取穴时需仰掌。

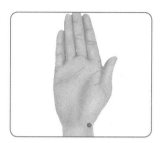

按揉太渊，为心脏注入强劲动力

现代人经常熬夜，在太渊开穴时（凌晨3～5点），不能好好休息，机体得不到好好调理，耽误了体内经气的输送，使心脏健康得不到保障，常常会在快走、跑步、爬楼梯时上气不接下气。每天揉按2～3分钟太渊穴，能加强肺的呼吸功能，增大通气量，为心脏注入强劲动力，维持生命活动。

主治肺病有奇功

太渊穴为肺之原穴，肺的元气所发之处，故可治因肺的元气不足引起的咳嗽、气喘、乏力，讲话有气无力等病症。该穴为腧穴，"输主体重节痛"，对于肺经或肺脏病变引起的肢体沉重、关节酸困疼痛，咳嗽气喘所致的胸胁胀满疼痛等有较好疗效。

鱼际穴——轻松赶走声音嘶哑

此穴在拇短展肌，拇指对掌肌之边缘，其边肌肉丰隆，形如鱼腹，又当赤白肉际相会之处，故谓之鱼际。以一手手掌轻握另一手手背，弯曲拇指，在拇指根部后内侧，第1掌骨中点赤白肉际，按之酸痛明显处即是该穴。

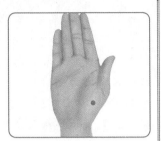

按压鱼际，声音不再嘶哑

鱼际为手太阴肺经的荥穴，五行属火，"荥主身热"，鱼际对肺部的热证有一定治疗效果，可以清肺热，平咳喘，利咽喉，消疳积，治疗伤风、发热、咽干、咽喉肿痛、失声等。鱼际穴能调理声带，所以对音哑、失声等有效。

按摩鱼际，治疗热性病

鱼际对于肺系热性病有良好的治疗作用，对于心脏病也有缓解作用。鱼际穴局部的治疗作用也很明显，局部疼痛时，按压数分钟，症状能明显缓解。

功效指压

以一手拇指指端垂直按揉另一手的鱼际穴，以感觉酸痛而能够耐受为度，按压2分钟，左右手交替，早晚各一次。

少商穴——泄肺热的急救要穴

少商穴为人体重要穴位之一，现代医学临床上常用于治疗肺炎、昏迷、中风、扁桃体炎、精神分裂症等。因此，也为急救要穴。少商穴，又名鬼信穴，为肺经井穴，五行属木。侧掌，

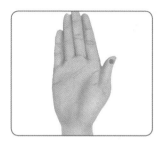

微握拳，拇指上翘，拇指指甲桡侧缘和基底部各作一线，相交处取穴。

掐按少商穴，去痛止咳治感冒

以重力掐按强刺激少商穴，可清肺润肠，改善燥气上浮引发的咽喉肿痛，从而止咳平喘。具体方法如下：将一手拇指指甲尖用力按在另一手少商穴上，持续几秒再放开，重复几遍。每日掐按数次，便可泻除肺热。如果想增强刺激，可改用牙签比较钝的一头按压，效果更佳。

掐揉少商穴，鼻衄马上好

鼻衄，就是平常所说的鼻出血或流鼻血。"少商"是手太阴肺经的井穴，可泻肺热。对热邪所致的流鼻血，掐揉少商穴可明显止血，而且简单易行，在家中就可进行。具体方法如下：鼻出血时，指甲掐按少商穴30秒，放松10秒，反复操作10余次，左右手交替进行。

少府穴——心胸有病少府泄

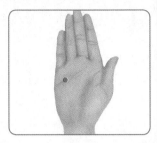

少，指手少阴；府，聚也，穴为手少阴之荥穴，属火，心属火，此穴为本经气血汇聚之处，故称之为少府。仰掌，手指屈向掌心横纹，当小指指根下凹陷处取穴。

常按少府穴，身体保健康

现代女孩子拼命追求"骨感美"，经常节食减肥，导致常常有气无力，喘不上气来。对于这些情况，除了要改变不良的生活习惯以外，一定要经常掐按少府穴。

掐按少府穴，浇灭心头之火

心火太旺的人，身上容易起疖子，少府穴为心经的荥穴，荥穴泄热的功效明显，故而身上容易起疖子的人应当经常按压少府穴。该穴为手少阴心经穴位，故可治心慌、胸痛等心脏疾病。

功效指压

端坐仰掌，手微屈，用另一手拇指指尖掐按少府穴，按之酸痛明显，注意勿掐破皮肤。每次掐按2～3分钟，左右手交替，早晚各一次。

劳宫穴——泄热治口疮

劳，劳动也。穴在掌中中指本节之内间，当握拳屈指时，中指尖所点之处即是该穴，故名。屈指握拳，以中指、无名指尖切压在掌心横纹，当中指尖下，两骨之间取穴。

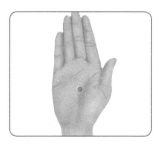

指压劳宫穴，轻松解决口疮烦恼

口疮，几乎每个人都有过。心经火热延及口、唇导致口疮，口疮长在嘴角，虽说是小病，但一是自己难受，二是有伤大雅，爱美的年轻女子对它更是深恶痛绝！指压心包经的荥穴——劳宫穴，可以泻心经火热，减轻口疮带来的烦恼。

改善血液循环，治疗手掌疾病

刺激劳宫穴能有效改善手掌局部的血液循环，有助于手掌局部疾病的治疗，例如可应用该穴治疗鹅掌风。

功效指压

伸臂仰掌，手掌自然微屈，掌心向上，用另一手四指握住手背，拇指弯曲，以指端垂直按压劳宫穴，左右手交替，早晚各一次，每次2~3分钟。

中冲穴——苏厥、开窍、清心第一穴

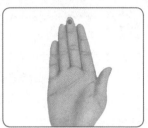

中冲穴为人体常用穴之一，现代医学临床上常用于治疗中暑、昏迷、心绞痛等症。因此，中冲穴是非常重要的急救穴位。

中冲穴是手厥阴心包经的井穴，位于人体中指上，取穴时，仰掌，手中指尖的中点，指甲游离缘下缘掐之酸痛明显处。

调气活络防治百病

中冲穴是心包经井穴，顾名思义，"心包"具有保护心脏健康、保证心脏正常运行的功能。在中医里，心主血脉，心与其他五脏六腑的关系就像君臣一样。捻动中冲穴，可通过疏通心包经保证全身气血畅通，引血归经各守其位，从而起到治愈疾病的作用。

输送生物能量，恢复脏器功能

从中医理论讲，按摩中冲穴可达到疏通经络、调和阴阳的目的。捻动中冲穴可使生物能量输送到心脏，使心脏经络畅通、功能恢复，从而治愈心脏疾病；这种能量输送到肝脏，又能使肝脏经络疏通，治愈肝脏疾病；输送到脾、肺、肾，使脾、肺、肾经络畅通，治愈各脏器疾病。该穴为心包经井木穴，《灵枢·一日分为四时》曰："病在脏者，取之井"，心包为心脏的外卫，代心受邪，故该穴具有清心泻热、开窍醒脑之功，主治中风昏迷、中暑、小儿惊风、热病等。

紧急治便秘，中老年受益

便秘是多种疾病的共同症状，需要前往医院进行辨证治疗，但许多人喜欢吃一些泻药来应对，这样不仅不能改善病情，还加大了诊断的难度。在大便难解又无法及时就医时，可刺激中冲穴紧急应对。具体方法如下：以拇指指端掐、按或点压中冲穴，可改善便秘时的情绪紧张，使精神放松而利于排便。此法对预防与改善便秘有明显效果。刺激此穴，对中老年人颇有裨益。

现代医学新用法

现代多用于急救，昏迷患者可点刺该穴出血；刺血还能缓解高血压、脑出血、心绞痛、心肌炎的症状。临床有人将其应用于结膜炎、昏厥、胃痛者，疗效满意。

功效指压

一手掌自然弯曲，掌心向上，另一手的食指指腹垫在中指末节的下方，拇指尖掐按该中指尖端中央的中冲穴，以掐之疼痛明显为度。先掐左手（昏迷时重掐直至苏醒），再掐右手，一般5～10分钟。

列缺穴——头颈疾病的克星

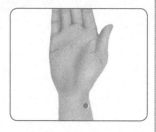

列，分解也。手太阴络穴，自此分支别走阳明，位于桡骨茎突上方，当肱桡肌腱与拇长展肌腱之间，有如裂隙处，故名列缺。该穴为八脉交会穴，临床用途广泛。

以左右两手虎口自然平直交叉，一手食指按在另一手的桡骨茎突上，当食指指尖到达之凹陷处即是该穴。

头颈不适找列缺

长时间坐在计算机前，时间久了容易得颈椎病，低头时会感觉头晕眼花。有的人一早起床，脖子不能转动了，而且疼得厉害，这是落枕了。对于头颈部的疾病，列缺是一个很好的穴位。四总穴歌中说"头项寻列缺"，颈项部经常疼痛、头晕眼花的朋友，记住列缺穴，让它来帮助你。

功效指压

端坐位，一手臂屈肘放于胸前，以另一手拇指指端点按列缺穴。点按时，以局部有酸麻胀痛感为佳，点按的力量要渗透，使力量达深层局部组织，切忌用蛮力。左右手交替按压各1分钟，早晚各一次。

下肢

特效保健祛病穴

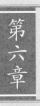

飞扬穴——按一按，同时保健肾与膀胱

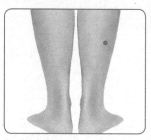

正 坐垂足或俯卧位，小腿后面，昆仑穴直上7寸，承山穴外下一横指，按之酸痛明显处。

按揉飞扬扬步似飞

飞扬穴是足太阳膀胱经的络穴，也就是说，膀胱经在该穴位处发出分支联络肾脏。如果按揉该穴位，可同时保健肾脏和膀胱两个脏腑。按揉飞扬穴，能治疗腰腿疾病，使你健步如飞。

现代医学新用法

足太阳膀胱经主表，飞扬穴隶属足太阳膀胱经，具有清热祛风、疏散解表之功，主治头痛、目眩、鼻塞、外感发热、鼻衄等。现代医学常用于治疗风湿性关节炎、坐骨神经痛、下肢瘫痪、膀胱炎、痔疾。

功效指压

被施术者俯卧位，施术者用拇指指腹点揉飞扬穴。点揉的力度要均匀、柔和、渗透，使力量能够达到深层局部组织，以有酸痛感为佳。早晚各一次，每次点揉3～5分钟，两侧飞扬穴交替点揉。

风市穴——治疗中风瘫痪和皮肤瘙痒

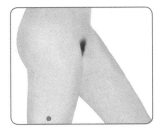

市，指市集，集聚。因穴主治中风腿膝无力、浑身瘙痒麻痹诸般风症，是祛风的要穴，故而得名。直立，两手自然下垂，当中指尖止处取穴；或侧卧，于股外侧中线，距腘横纹上7寸处取穴。穴处股外侧肌与股二头肌之间。

❧ 舒筋活络，治疗中风偏瘫

风市穴，是治疗风邪引起的疾病的重要穴位。中医理论认为："风为百病之长"。其含义主要有二：一是风邪易于侵袭人体而引起疾病；二是其他病邪进入人体往往是被风邪带领着进入的。现代医学常用于治疗运动系统疾病，如下肢瘫痪、腰腿痛、膝关节炎。

❧ 功效指压

自我按摩时，直立，两手自然下垂，用中指尖按揉两侧的风市穴；也可以坐位屈膝，腰微弯，两手掌心分别置于两大腿外侧中间，以双手拇指指腹分别按揉两侧的风市穴，其余四指向下。

按揉时力度要均匀、柔和、渗透，使力量深达深层局部组织。每天早晚各一次，每次3～5分钟。

伏兔穴——治疗下肢疾病的常用穴

伏兔，顾名思义，趴伏着的兔子。大腿外侧前方的肌肉丰厚，并且隆起，其上有一个穴位，叫作伏兔。这个穴位，因其所在之处的形状而得名。正坐屈膝，以

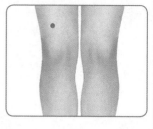

手掌第一横纹正中按在膝盖上缘中点处，手指并拢押在大腿上，当中指指尖所指处是穴；或仰卧，下肢伸直，可见膝上股前有一肌肉隆起，这一肌肉的中间点即是本穴。

下肢疾病治疗点

伏兔穴是足阳明胃经上的穴点，由于足阳明胃经为多气多血之经，气血充足时，局部抵抗力增强，对疾病的反应也比较敏感。因而，此穴位对于一切下肢的疾病，既是一个敏感反应点，又是非常有用的治疗点。尤其对于下肢冷痹、腰痛、膝冷等腰以及下肢疾病有显著的治疗效果。

功效指压

端坐屈膝，双手分别置于两侧的伏兔穴，用拇指指腹进行按揉。按揉的力度要均匀、柔和、渗透，使力量深达深层组织，以感觉穴下有酸痛感为佳。每天早晚各一次，每次2～3分钟，可以双侧同时按揉。

梁丘穴——急性胃病的救命穴

该穴前骨巨如梁，穴后肉隆如丘，故名梁丘。伸展膝盖用力时，筋肉凸出处的凹洼；或从膝盖骨外侧端，向上约三指处即是该穴。

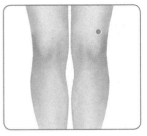

舒筋活络，缓解身体不适

胃经循行于乳腺，故本穴有泻胃火、通乳络、祛瘀散结、消肿止痛之功，主治乳痈等。此外本穴还具有舒筋活络、祛风除湿、消肿止痛之功，主治膝肿、下肢不遂等。

现代医学新用法

现代医学常用于治疗：消化系统疾病，如胃痉挛、胃炎、腹泻；妇科疾病，如乳腺炎、痛经；运动系统疾病，如风湿性关节炎、髌上滑囊炎、髌骨软化症、膝关节及其周围软组织病变。

功效指压

端坐屈膝，双手分别置于两侧的梁丘穴，用拇指指腹进行按揉。按揉的力度要均匀、柔和、渗透，使力量深达深层组织，以感觉穴下有酸痛感为佳。每天早晚各一次，每次2～3分钟，可以双侧同时按揉。

血海穴——引血归经之腿部要穴

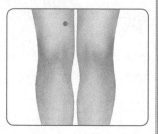

血海穴具有引血归经的功用，可广泛治疗血行问题引发的疾病。正坐屈膝，于髌骨内上缘上2寸，当股内侧肌突起中点处取穴；或正坐屈膝，施术者面对患者，用手掌按在患者膝盖骨上，掌心对准膝盖骨顶端，拇指向内侧，当拇指指尖所到之处是穴。

治疗血症第一穴

血海指脾经所生之血在此处聚集，因此，具有理气活血、引血补血、化瘀之功效，是治疗各类血症的要穴。临床上常用于治疗痛经、闭经、月经不调、崩漏、带下、功能性子宫出血、产后恶露不尽、贫血、睾丸炎、小便淋涩、皮肤瘙痒、膝关节疼痛等症。中医认为，痛经多为经血运行不畅、经气阻滞所致，可通过施行穴位刺激，调整经脉来缓解。

功效指压

坐位，以一手拇指指腹点揉血海穴。点揉的力度要均匀、渗透，使力量深达深层局部组织，以有酸痛感为佳。早晚各一次，每次点揉3～5分钟，两侧血海穴交替点揉。

委阳穴——祛湿利水的主要穴位

委阳穴在膝腘横纹外侧端，平于委中。因穴在委中外侧，故名委阳。该穴出自《灵枢·本输》的"三焦下腧，在于足大趾之前。少阳之后，出于腘中外廉，名曰委阳。"俯卧位，先取腘窝正中的委中穴，向外一横指，按之酸痛明显处取穴。

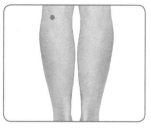

按揉委阳，治疗小便不利

委阳穴能通利身体上部的水湿，引水湿下行。本穴归足太阳膀胱经，具有温肾壮阳、强健腰膝、祛风除湿、通络止痛之功，主治腰脊强痛、腿足拘挛疼痛、痿厥等。

现代医学新用法

现代医学常用于治疗：运动系统疾病，如腰背肌痉挛、膝腘肿痛、腓肠肌痉挛；其他，如肾炎、膀胱炎、乳糜尿、癫痫、热病。

功效指压

被施术者俯卧位，施术者用拇指指腹点揉委阳穴。点揉的力度要均匀、柔和。早晚各一次，每次点揉3～5分钟，两侧委阳穴交替点揉。

委中穴——腰背止痛委中求

委，指委曲；中，指正中。该穴在腘窝横纹中央，委曲而取之，适当本穴，故名。俯卧位，在腘横纹中点，屈膝时两条绷起的大筋之间凹陷中，按之酸痛明显处。

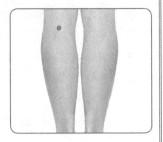

腰背疼痛找委中

一般而言，老年人很容易出现腰酸背痛的现象，但现在许多年轻人由于长时间坐在计算机前，也常会出现腰酸背痛的现象，所以腰背的保健已成为现代人保健的重点。

中医有一句行话："腰背委中求。"意思就是腰背部疼痛不适，应当向委中求救。委中不但对腰背部疼痛有特效，而且对下肢痿痹、遗尿、丹毒等都有很好疗效，其日常保健已成现代人保健的重点。

按揉委中，治疗小便不畅

膀胱主储、排尿液，本穴归于膀胱经，具有固摄尿液和通利小便之功，用于治疗遗尿、小便难等。

清热泻火，善治血症

委中穴归于足太阳膀胱经，膀胱经属水，水性寒凉，故有清热泻火、凉血止血、泻火消肿之功，善治血症，有血郄之称，主治鼻出血、丹毒、疔疮发背等症。

✕ 现代医学新用法

现代医学常用于治疗：消化系统疾病，如急性胃肠炎、霍乱、腹痛、痔疮；神经系统疾病，如坐骨神经痛。

✕ 功效指压

被施术者俯卧位，施术者用拇指指腹点揉委中穴。点揉的力度要均匀、柔和、渗透，使力量深达深层局部组织，以有酸痛感为佳。早晚各一次，每次点揉3～5分钟，两侧委中穴交替点揉。

小贴士

按摩必知的物品准备：

软枕。仰卧位时在颈下或俯卧位时在胸前、小腿前垫放软枕，可减少固定体位时间过长引起的局部不适。

纯棉的毛巾被或布单。按摩巾可用纯棉的毛巾被或布单，这不仅能让患者感觉到舒适、温暖，而且可避免化纤或粗糙布料对施术者手部皮肤的损伤。

润滑油。可以用按摩油、精油，或者用普通的乳液、滑石粉也行，目的是便于推法、擦法的操作。

犊鼻穴——治疗膝关节病的特效穴

犊，牛子也，即小牛。该穴在髌韧带外凹陷中，有如牛犊鼻孔，故以为名。

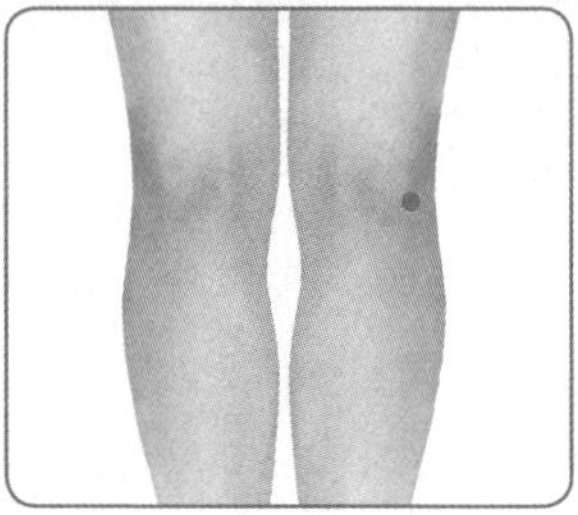

屈膝，膝盖下方内外侧各有一凹陷，外侧的凹陷，按之酸痛明显即为犊鼻穴。

按摩犊鼻穴，保护膝关节

膝关节是全身最容易受风寒侵袭的部位，因为在膝关节周围有几个直通向膝关节内部的孔隙。寒冷的冬季下身穿的衣服薄了，或者炎热的夏季下肢对着风扇或空调吹得时间长了，一般最先表现出不舒服的地方就是膝关节。年轻的时候可以表现为膝关节炎，上了年纪之后，随着人体功能和结构退化，很容易出现退行性骨关节炎。

所以平常一定要爱护好我们的膝盖，膝盖保护好了，就关闭了一道风寒等外邪侵入人体的门户。

犊鼻穴又叫外膝眼，是膝关节病变的敏感反应点和特效治疗部位。经常按摩外膝眼，可以预防下肢、膝关节病变引起的膝痛、屈伸不利、下肢麻痹等症状。本穴又是膝关节日常保健常用穴，对膝关节的各种疾病有特效。

祛风除湿，治疗运动系统疾病

犊鼻穴归足阳明胃经，位居膝关节部，具有祛风除湿、通经散寒、疏利关节、除痹止痛之功，是治疗膝关节病的常用穴。

✂ 现代医学新用法

现代常用于治疗膝关节炎、膝部神经痛或麻木、下肢瘫痪、足跟痛等运动系统疾病。

✂ 功效指压

端坐屈膝，双手掌心置于膝盖外侧，中指内扣，分别点揉双腿的犊鼻穴。点揉的力度要深达深层组织，但不可用蛮力，以免伤及膝盖。每天早晚各一次，每次2～3分钟，双侧同时点揉。

小贴士

按摩必知的精神准备：

施术者和受术者身心的放松对按摩的效果尤其重要。放松的前提是受术者要对施术者有充分的信任。施术者全身的放松能保证手法舒适、自然、柔和、深透，而受术者的放松可使手法起到事半功倍的效果。施术者如果心情紧张，该放松的肌肉不放松，就会手法不到位，甚至在按摩过程中满头大汗。心情放松、手法放缓，是对施术者的基本要求。受术者应该找一个舒适的体位，以保证身体各部位可充分放松。

阳陵泉穴——抽筋痛苦一点便消

外侧为阳，陵，指高处；泉，指凹陷处，故名阳陵泉。别名阳陵。正坐屈膝呈90°或仰卧位，当腓骨小头前下方凹陷中，按之酸痛明显处。

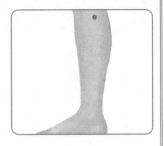

及时免除抽筋之苦

大多数人都有过这样的体会，突然腿脚抽筋了，痛苦难忍，走不了路。儿童也经常会发生这样的事情。这是由于儿童生长旺盛，需要的钙质比较多，如果钙质不能满足人体的需求，就会发生抽筋等现象。对于这种情况，除了应注意补钙之外，还可经常按揉阳陵泉穴，即腓骨小头前下方的凹陷处。

中医经络理论认为，"筋会阳陵"，故而对于筋出现问题引起的各种疾病，都可以试着用阳陵泉来进行治疗。抽筋是典型的筋病，取阳陵泉穴效果显著。

本穴归于足少阳胆经，为八会穴之一，筋之会，具有舒筋活络、祛风除湿、活血散寒、疏利关节、通痹止痛之功，是治疗筋脉麻痹之要穴。

按揉阳陵泉，治疗胆部疾病

本穴为足少阳胆经的下合穴，善治胆疾，具有疏肝理气、清热利湿、利胆退黄、和胃止呕之功，主治胁肋痛、呕吐、口苦、黄疸、小儿惊风、破伤风等。

现代医学新用法

现代医学常用于治疗运动系统疾病，如膝关节及周围软组织疾病、坐骨神经痛、下肢瘫痪、肩周炎、落枕、腰扭伤、臀部肌内注射后疼痛；消化系统疾病，如肝炎、胆结石、胆绞痛、胆道蛔虫症、习惯性便秘；其他，如高血压、肋间神经痛、咯血、乳腺炎、偏头痛、中风、耳聋等症状。

功效指压

坐位微屈膝，腰微弯，以双手拇指指尖分别点揉两侧的阳陵泉穴。点揉的力度要均匀、柔和、渗透，使力量深达深层局部组织，以有酸胀感为佳，切忌用蛮力。每天早晚各一次，每次3～5分钟，可以双侧同时或者交替点揉。

小贴士

按摩力道的方向：一般取病变引起的局部异常处和重要的穴位。一般指向病变所在，开始垂直用力，克服皮肤的阻碍，使功力进入深部后再转向病所，缓缓用力。

足三里穴——抗衰老特效穴位

足三里穴是除"涌泉穴"外，人体上的又一"长寿"穴位，为足阳明胃经的主要穴位，是胃经气血流经此处形成的较大气血场，具有调理脾胃、补中益气、通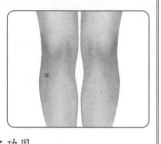经活络、疏风化湿、扶正祛邪之功用。

正坐屈膝，于外膝眼（犊鼻）直下3寸，距离胫骨前脊一横指处取穴；或正坐屈膝，用手从膝盖正中往下摸取胫骨粗隆。在胫骨粗隆外下缘直下1寸处即是此穴。

与参、茸相媲美的滋补要穴

人体最多气多血的经络，就是胃经，而足三里穴是胃经上的要穴，刺激足三里，可激发全身气血的运行，调节胃液分泌，增强消化系统功能，提高人体免疫力及延缓衰老。因此，民间流传着"常灸足三里，胜吃老母鸡"的说法。正因足三里穴表现出卓越的滋补功效，因此被广泛地应用于日常及病后的保健。

刺激足三里，全面调节人体各大系统

足三里穴具有扶正培元、调理阴阳、健脾和胃、通经活络之功。通过掐按等较强的刺激作用于足三里穴上，可增强胃肠蠕动，增进食欲，促进消化；还可恢复脑细胞，

提高大脑皮质细胞工作能力，调节神经系统；并可调节心律，增加机体红细胞、白细胞、血色素和血糖含量，改善血液系统。

❧ 掐、按足三里，防病健身

本穴为机体强壮要穴，具有益气养血、健脾补虚、扶正培元之功，主治头晕、心悸、气短、耳鸣、产后血晕、中风脱证等。用足三里穴防病健身的方法很多，下面推荐3种最简单易行的方法。坐位微屈膝，腰微前倾，用拇指指腹点揉一侧足三里。点揉时的力度要均匀、柔和、渗透，不能与皮肤表面形成摩擦，两侧足三里穴同时或交替进行点揉。每天早晚各一次，每次2～3分钟。

以拇指或者中指在足三里穴上每分钟按压15～20次，每天按压5～10分钟，以有酸胀、发热感为宜；每周掐按双侧足三里穴共15～20分钟。任选其一，只需坚持2～3个月，就可明显改善肠胃功能。

❧ 功效指压

坐位微屈膝，腰微前倾，用拇指指腹点揉一侧足三里。点揉时的力度要均匀、柔和、渗透，不能与皮肤表面形成摩擦，两侧足三里穴同时或交替进行点揉。每天早晚各一次，每次2～3分钟。

上巨虚穴——呵护大肠，远离便秘

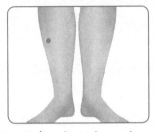

巨虚，巨大空虚之意。穴在下巨虚之上方，胫腓骨之间大的空隙处，故名上巨虚。该穴出自《千金翼方》的"上廉，一名上巨虚"。又名巨虚上廉、上廉、巨虚、足上廉。

正坐屈膝或仰卧位取穴，于外膝眼（犊鼻）直下6寸，距离胫骨前脊一横指（中指）处取穴。

通便排毒，远离直肠癌

上巨虚穴是大肠的下合穴，六腑有病，常责之于下合穴。现代由于饮食结构的改变，导致罹患便秘的人越来越多，便秘严重者可以引发痔疮，最后可能会诱发直肠癌。西方发达国家由于多以奶和肉制品为主食，其直肠癌的发病率居各种癌症发病率之首。

上巨虚穴是大肠的下合穴，点揉该穴，根据其疼痛性质和疼痛与否，不仅能反映一个人大肠的健康状况并预防大肠疾病，还能治疗有关疾病，比如上述的便秘、痔疮、直肠癌等。另外，胃肠病导致的肠鸣、腹痛、腹泻、肠痈等都可以取该穴进行治疗。

调理肠胃，有效治疗大肠疾病

上巨虚穴归足阳明胃经，为大肠的下合穴，有调和肠胃、理气止痛、健脾祛湿、清热止痢、通腑泄热、活血散结、祛瘀排脓之功，是治疗大肠疾病要穴，主治肠中痛、腹胀、肠鸣、泄泻、痢疾等。

❊ 现代医学新用法

现代临床上常用于治疗消化系统疾病，如急性细菌性痢疾、急性肠炎、急性单纯性阑尾炎、胃肠炎、疝气、便秘、消化不良；运动系统疾病，如脑血管病后遗症、下肢麻痹或痉挛、膝关节肿痛、脚气等。

❊ 功效指压

坐位微屈膝，腰微前倾，用拇指指腹点揉一侧上巨虚穴。点揉时的力度要均匀、柔和、渗透，不能与皮肤表面形成摩擦。每天早晚各一次，每次2～3分钟，两侧上巨虚穴交替进行点揉。

小贴士

选择合适的按摩环境：按摩是人人可操作的放松及保健方法，在任何环境下都可进行，但一个幽雅、整洁、安静、舒适的环境必然有利于心理及生理上的放松。按摩时可播放喜欢的轻音乐，喷洒少量的香水或空气清新剂，营造一种良好的氛围；减少按摩过程中可能出现的打扰，如电话铃响等。

条口穴——小腿诸疾条口取

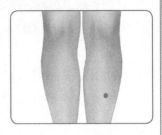

条，指长条之形。本穴处肌肉凹陷有如条口形状，故名条口。该穴出自《针灸甲乙经》的"胫痛，足缓失履，湿痹，足下热，不能久立，条口主之"。

正坐屈膝，足三里直下，于外膝眼与外踝尖连线之中点同高处取穴。

点揉条口穴，腿部气血通

条口穴有疏经活血的作用，腿部经络气血畅通了，腿部的各种不舒服自然也就得以缓解。条口穴对于下肢痿痹、转筋以及脘腹疼痛都有比较好的效果。

现代医学新用法

现代医学常用于治疗：运动系统疾病，如膝关节炎、下肢瘫痪；其他，如胃痉挛、肠炎、扁桃体炎。

功效指压

坐位微屈膝，腰部前倾，用拇指指腹点揉一侧条口穴。点揉时的力度要均匀、柔和、渗透，不能与皮肤表面形成摩擦。每天早晚各一次，每次2～3分钟，两侧条口穴同时或交替进行点揉。

丰隆穴——祛全身有形、无形之痰

丰，丰满也；隆，指隆起。穴在伸趾长肌外侧和腓骨短肌之间，该处肌肉丰满隆起，故名丰隆。正坐屈膝或仰卧位取穴，腘横纹与外踝高点连线的中点，胫骨前嵴外二横指，按之酸痛明显处。

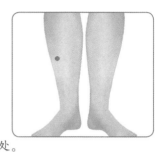

去脂减肥，拥有苗条好身材

由于丰隆穴有祛痰的功效，临床上常被医生用作减肥必选的穴位。一些久治难愈的疾病，例如久治不愈的眩晕、头痛及下肢痿痹等，也可取其治之。本穴因具有清胃泻火、消肿止痛之功，故用于治疗咽喉肿痛等。

现代医学新用法

现代医学常用于治疗：神经系统疾病，如失眠、神经衰弱等；心脑血管疾病，如高血压、脑出血、脑血管病后遗症等；呼吸系统疾病，如支气管炎、哮喘、胸膜炎等。

功效指压

坐位微屈膝，腰部前倾，用拇指指腹点揉同侧丰隆穴。点揉时的力度要均匀、柔和、渗透。早晚各点揉一次，每次2~3分钟，两侧丰隆穴同时或交替点揉。

阴陵泉穴——润肠通便，有助减肥

阴陵泉穴在小腿内侧膝下，膝内侧为阴，穴位旁有胫骨，内侧髁高突如陵，髁下凹陷似泉。

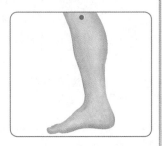

正坐屈膝或仰卧，于膝部内侧，胫骨内侧髁后下方约与胫骨粗隆下缘平齐处取穴。

祛除痰湿，赶走赘肉

对于肥胖，现代医学认为是由于高能量物质摄入过多，导致脂肪在体内积累所造成的。中医学认为，人体有痰湿之邪，多是由脾虚运化水湿不利引起，进而导致痰湿蕴藏体内产生肥胖。因此中医的减肥方法是找到"痰湿为患"的病因，祛除体内的痰湿。

脾经的合水穴——阴陵泉，在小腿内侧的胫骨内侧髁下方凹陷处，是全身祛除湿邪的要穴，凡是湿邪为患皆可取该穴祛湿。经常按揉阴陵泉穴，可以起到润通肠道，轻松排便的作用。

健脾利湿，治疗多种疾病

阴陵泉穴为足太阴脾经的合水穴，是脾经脉气所注之处，为健脾祛湿利水要穴，具有健脾化湿、通利三焦、清热利尿之功，主治水肿、小便不利、失禁、阴茎痛、妇人阴痛、遗精等。本穴还具有舒筋活络、通利关节、祛风除湿之功，主治膝痛、小腿内侧痛等。

🦋 现代医学新用法

现代医学常用于治疗：泌尿生殖系统疾病，如遗尿、尿潴留、尿失禁、尿路感染、肾炎、遗精、阳痿；消化系统疾病，如消化不良、腹水、肠炎、痢疾；妇科疾病，如阴道炎、月经不调；皮肤疾病，如神经性皮炎、银屑病；其他，如失眠、膝关节炎。

🦋 功效指压

两腿盘坐，以一手拇指指腹点揉阴陵泉穴。点揉的力度要均匀、柔和、渗透，使力量深达深层局部组织，以有酸痛感为佳。早晚各一次，每次点揉3～5分钟，两侧阴陵泉穴交替点揉。

小贴士

防止按摩后的异常反应：按摩后，原有病痛没有马上减轻，但休息一段时间后逐渐消失，说明原来的按摩效果仍在发挥作用，加上体内的自身调节，最终达到治愈的目的。按摩时，如被按摩者肌肉不够放松，可造成腰部、背部挫伤及岔气等。若按摩者动作粗暴，用力过猛，如牵拉法、扳法操作不当，可造成关节或软组织扭伤、拉伤等。

承山穴——治疗腰腿疼痛之要穴

承山穴又叫鱼腹、玉柱，为人体足太阳膀胱经上的重要穴位，具有"运化水湿、固化脾土"的功用。俯卧位，下肢伸直，足趾挺而向上，其腓肠肌部出现人字形陷纹，从其尖下取穴。

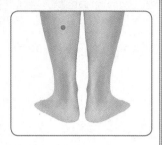

通经脉、止疼痛的要穴

该穴出自《灵枢·卫气》的"气在胫者，止之于气街与承山、踝上以下"。该穴位置又像是在鱼肚子上一样，故而别名鱼腹，肉柱。承山穴具有理气止痛、舒筋活络、消痔的作用。临床上，多用于治疗肩周炎、落枕、腰肌劳损、急性腰扭伤、坐骨神经痛、膝盖劳累、便秘、痔疮、脱肛、痛经、腰背痛、腰腿痛、小腿肚抽筋、下肢瘫痪、腓肠肌痉挛、腓肠肌劳损、足部劳累、小儿惊风等症。

点按承山，治疗肩周炎

承山穴配合条口穴，治疗肩周炎有奇效。条口穴属足阳明胃经，承山穴属足太阳膀胱经，二者经气上行，同时相交于肩部，所以能有效治疗肩周炎。经常点击这两个穴位，还可清除腿部毒素，匀称腿部线条，消除长久站立或行走所造成的疼痛。

按压承山，治疗落枕

中医认为，之所以会出现落枕，是膀胱经经气不利所致。承山穴是膀胱经上的要穴，具有"运化水湿"的功效。因此，刺激此穴能调节膀胱经络，疏通经气，消除症状。治疗时，应让患者俯卧在床上，用拇指指腹用力按压承山穴。

点按承山，治疗腿抽筋

承山穴是人体足太阳膀胱经上的重要穴位之一，当小腿肌肉痉挛时可通过按摩、拉伸痉挛部位的肌肉来促进血液循环，按压此穴可通腿脚经络而缓解症状。具体方法如下：用拇指用力点按承山穴，并坚持点住不放松，直至肌肉痉挛缓解为止。

现代医学新用法

现代常用于治疗：运动系统疾病，如腰肌劳损、坐骨神经痛、腓肠肌痉挛、下肢瘫痪；其他，如痛经、小儿惊风。

功效指压

被施术者俯卧位，施术者用拇指指腹点揉承山穴。点揉的力度要均匀、柔和、渗透，使力量深达深层局部组织，以有酸痛感为佳。早晚各一次，每次点揉3～5分钟，两侧承山穴交替点揉。

地机穴——掐地机可止急性腹泻

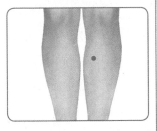

地，土为地之体，意指足太阴脾土；机，要也。本穴为足太阴之郄穴，为足太阴气深聚之要穴，故名地机。地机别名脾舍、太阴郄、地箕。正坐或仰卧，于阴陵泉直下3寸，胫骨内侧面后缘处取穴。

按摩地机，治疗急性腹泻

本穴归足太阴脾经，有健脾益气、理气和胃之功，用于治疗腹痛、腹胀、泄泻、痢疾等，尤其擅长治疗腹泻。本穴为脾经郄穴，主治血证，有活血化瘀、止血之功。

现代医学新用法

本穴出现压痛提示有胰腺疾病，与胰俞、中脘、水分互参可诊断急性胰腺炎。现代医学常用于治疗：妇科疾病，如乳腺炎、功能性子宫出血、阴道炎等。

功效指压

两腿盘坐，以一手拇指指腹点揉地机穴。点揉的力度要均匀、柔和、渗透，使力量深达深层局部组织，以有酸痛感为佳。早晚各一次，每次点揉3～5分钟，两侧地机穴交替点揉。

蠡沟穴——同时保健肝胆二经的穴位

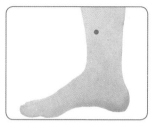

蠡，瓢勺也。穴在内踝上5寸，因近穴位之腿肚形如瓢勺，胫骨之内犹如渠沟，故而得名。正坐或仰卧位，按"标准定位"取穴于足内踝尖上5寸，胫骨内侧面作一水平线，当胫骨内侧面下1／3交点处取穴。

经常按揉，保健肝胆

蠡沟穴是足厥阴肝经的络穴，从此穴处发出经络线联系肝与胆。经常按揉这个穴位，可起到保健肝胆的作用。

现代医学新用法

现代医学常用于治疗：泌尿生殖系统疾病，如膀胱炎、尿道炎、睾丸炎、阴囊湿疹、肠疝痛、遗精、阳痿、性功能亢进、月经不调、子宫内膜炎、功能性子宫出血、宫颈糜烂、尿潴留；其他，如精神病、脊髓炎、心动过速等。

功效指压

两腿盘坐，以拇指指腹点揉蠡沟穴。点揉的力度要均匀、柔和、渗透，使力量深达深层局部组织，以有酸痛感为佳。早晚各一次，每次点揉3～5分钟，两侧蠡沟穴交替点揉。

三阴交穴——女人不可不知的特效穴位

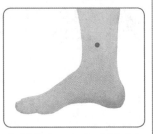

三阴交穴具有健脾胃、益肝肾、调经带的作用，主治月经不调、闭经、腹痛、腹胀、肠鸣、腹泻、不孕、难产、阳痿、遗精、崩漏、带下、阴挺、疝气、足痿、神经性皮炎、失眠、神经衰弱等症，尤其对调治妇科问题效果显著。三阴交穴，又名太阴，是足太阴脾经经穴。正坐或仰卧，内踝尖直上4横指（3寸）处，胫骨内侧面后缘取穴。

按揉此穴，保持女性魅力

三阴交为足太阴、足少阴、足厥阴经交会穴，刺激它可促进这三条经脉的畅通，养护子宫和卵巢，使女性睡眠充足，面色红润，时时神采飞扬。具体方法如下：每天晚上5～7点，用力按揉三阴交穴15分钟，或者取坐位，小腿放于对侧大腿上，中指按于对侧悬钟穴，拇指按于三阴交穴，同时用力按揉20～30次，以有酸胀感为度。

功效指压

两腿盘坐，以一手拇指指腹点揉三阴交穴。点揉的力度要均匀、柔和、渗透，使力量深达深层局部组织。早晚各一次，每次点揉3～5分钟，两侧三阴交穴交替点揉。

复溜穴——汗多可止汗，汗少可发汗

复，指返还；溜，同流。足少阴脉气由涌泉经然谷、内踝后之太溪，下行大钟、水泉，再绕至照海，复从太溪直上而流于本穴，故名复溜。正坐垂足或仰卧位，太溪直上2寸，跟腱的前方，按之酸痛明显处。

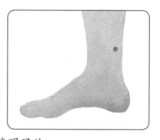

按摩复溜，补足肾气

本穴为足少阴肾经之金穴，金能生水，虚则补其母，故本穴有补肾气、滋肾阴、健脾止泻、利水消肿之功，用于治疗泄泻、水肿、肠鸣、腿肿等。经常按摩对腰脊强痛和下肢痿痹都有很好地预防和治疗作用。

现代医学新用法

现代医学常用于治疗：消化系统疾病，如痢疾、泄泻、便秘；五官科疾病，如耳鸣、耳聋、青盲、暴盲、近视眼；泌尿生殖系统疾病，如尿路感染、肾炎、遗精。

功效指压

坐位屈膝，以拇指指腹点揉复溜穴。点揉的力度要均匀、柔和，使力量深达深层局部组织，以有酸痛感为佳。早晚各一次，每次点揉3～5分钟，两侧复溜穴交替点揉。

太溪穴——提供肾动力，为补肾要穴

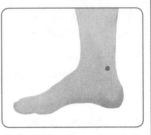

太溪穴为肾经原穴、足少阴肾经的腧穴，是肾经经气最充足的地方，能激发肾经动力，维持肾脏正常活动，提高肾功能，因此是肾脏的大补之穴。太溪穴被古人称为"回阳九穴之一"。正坐或仰卧位，于内踝后缘与跟腱前缘的中间，与内踝尖平齐处取穴。

按揉太溪，温补肾阳，治疗多种疾病

现在太溪穴在临床上常用于治疗肾功能不全、四肢乏力、水肿、气喘、关节炎、风湿、脱发等症。具体按摩方法：取坐位，用拇指点压太溪穴约1分钟，然后顺时针方向按揉1分钟，逆时针方向按揉1分钟，以局部有酸胀感为佳。同时，刺激太溪穴，让肾脏气血充足，维系肾脏的正常功能活动。按揉太溪的具体方法如下：用右手的拇指揉左边太溪，要力度适中，有酸胀感即可；相对地，再用左手揉右边太溪。

功效指压

坐位屈膝，以拇指指腹点揉太溪穴。点揉力度均匀、柔和，以有酸痛感为佳。早晚各一次，每次3～5分钟，两侧交替点揉。

照海穴——补肾又滋养，治疗咽疾要穴

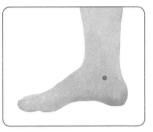

照 海穴属足少阴肾经，通阴跷脉，具有"滋肾清热、通调三焦"之功用，可用于治疗慢性咽炎等咽喉疾病，还可用于治疗胸闷气短、肩周炎、失眠、便秘、癫痫及月经不调等疾病。正坐垂足或仰卧位，于内踝尖垂线与内踝下缘平线之交点略向下之凹陷处取穴。

掐按照海，告别失眠

照海穴是肾经大穴，本来就有滋阴固肾之功，它又与膀胱经相络，膀胱经支脉从肺而出。因此，可壮水控火，重新沟通心肾，调节阴阳平衡，常常加以按揉，可治疗心肾不交型失眠。具体按摩方法：取坐位，用拇指指甲掐按照海穴3分钟。

配合常规穴位，点按治疗漏肩风

漏肩风多属气血不足，寒邪内生或入侵筋骨，并滞于经络所致。按揉照海穴，可使"肺"这一气血生化的重要场所重新活跃起来，补益气血，温养筋骨，驱赶寒邪之气，治疗疾病。此法需配合常规穴位进行治疗。照海穴的按摩手法如下：施治者以中指点穴，并配以揉、擦等手法，反复对此穴进行按摩。

悬钟穴——让宝宝聪明的穴位

悬，指悬挂；钟，聚也。穴为足少阳脉气聚注之处，因穴在外踝上3寸，未及于足，犹如悬挂之状，故名悬钟。

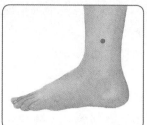

正坐垂足或卧位，从外踝尖向腓骨上摸，当腓骨后缘与腓骨长、短肌腱之间凹陷处取穴。

培养天才宝宝的神奇穴位

在小腿的外侧下方有一个很重要的穴位——悬钟穴，中医认为"髓会悬钟""脑为髓海"。按揉悬钟穴有助于骨髓和脑髓的生成，骨髓的生命力旺盛，则骨骼强壮，身体的生长发育迅速；脑髓的功能活动活跃，则大脑发育完善，宝宝就会变得聪明伶俐。

按摩悬钟穴，强筋健骨

悬钟穴为八会穴之一，髓之会，髓居骨中并充养于骨，故有强筋健骨、舒筋活络、祛风散寒之功，主治半身不遂、颈项强痛、膝腿痛、脚气等。本穴归足少阳胆经，有调畅气机、理气活血、消肿止痛之功，用于治疗胸腹胀满、胁肋疼痛等症。

❧ 现代医学新用法

现代医学常用于治疗：脑血管病后遗症、肋间神经痛、下肢瘫痪、踝关节及周围软组织疾病、脊髓炎、腰扭伤、落枕、坐骨神经痛、踝关节及其周围软组织疾病、足内翻、足外翻、软骨病、头痛、扁桃体炎、鼻炎、鼻衄等。

❧ 功效指压

坐位微屈膝，腰部弯曲，以双手拇指指腹分别点揉两侧的悬钟穴。点揉的力度要均匀、柔和、渗透，使力量深达深层局部组织，以有酸胀感为佳，切忌用蛮力。每天早晚各一次，每次3～5分钟，可以双侧同时或者交替点揉。

小贴士

正确掌握按摩时间：一般30～40分钟，具体情况具体安排。经常按摩的穴位是合谷、足三里、关元、三阴交等养生穴。睡前按摩可消除疲劳，利于入睡。清晨按摩可消除睡眠带来的水肿，提高化妆品的附着性。时间分配依部位而定。重点部位时间长些，次要或辅助部位短些。时间长短依按摩者的功力和被按摩者的体质而定。功力好的可时间久一些，身体虚弱的尽量少做手法。无须每天按摩，一般1周2～3次。

丘墟穴——忠诚于胆囊的穴位

丘，指土丘；墟，丘之大者。丘墟，意喻足外踝。穴当外踝前下方，故得名。此穴出自《灵枢·本输》的"过于丘墟"。别名丘虚、邱墟。取正坐垂足着地或侧卧，于外踝前下方，凹陷处取穴。

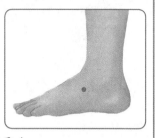

按揉丘墟穴，缓解身体不适

胆经走行于身体的外侧面，当身体的外侧面发生疾病时，大多是由于胆经出现了异常所致。在脚踝外侧前下方凹陷处便是胆经的原穴——丘墟穴。

每个经的原穴都可以治疗该经或是该经所对应的脏腑所发生的病变。凡是身体的一侧出现疾病，比如偏头痛、目赤肿痛、颈项痛、腋窝下肿、外踝肿痛等，都可以选丘墟穴来进行治疗。

舒筋活络，缓解疼痛

本穴有舒筋活络、祛风湿、利关节、止痹痛之功，主治颈项痛、下肢痿痹、外踝肿痛、中风偏瘫等。

清热化湿，清肝明目

本穴为足少阳胆经原穴，肝开窍于目，与胆相表里，具有疏散少阳风热、清肝明目、理气解郁、清热化湿、消肿止痛、恢复精神之功，主治胸胁痛、腋下肿、目赤肿痛、目生翳膜、疝气等。

❀ 现代医学新用法

现代医学常用于治疗运动系统疾病，如膝关节及周围软组织疾病、坐骨神经痛、下肢瘫痪、肩周炎、落枕、腰扭伤；消化系统疾病，如肝炎、胆结石、胆绞痛、胆道蛔虫症、胆囊炎、习惯性便秘；皮肤病，如湿疹、风疹、荨麻疹等。

❀ 功效指压

取坐位屈膝，腰部前倾，用拇指指腹点揉丘墟穴。按摩点揉时的力度要均匀、柔和、渗透，不能在皮肤表面形成摩擦。每天早晚各一次，每次2～3分钟，两侧丘墟穴同时或交替点揉。

小贴士

按摩后的正常反应：按摩后，被按摩者感到舒适、轻松，原有病痛明显减轻。少数人感觉轻微不适（疲乏、肌肉酸胀、局部充血、皮肤温度增高、局部疼痛、瘀斑等），这与被按摩者的体质、适应力，按摩者的手法熟练度、刺激量、操作时间有关，多属正常的生理保护性反应，一般在短时间内会自行消失。

昆仑穴——对抗多重疼痛

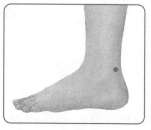

昆仑穴为五输穴之经穴，五行属火，具有安神清热、舒筋活络的作用。临床上多用于治疗鼻衄、颈僵硬、腰骶疼痛、坐骨神经痛、神经性头痛、眩晕、下肢瘫痪、膝关节炎、踝关节扭伤、膝关节周围软组织疾病、甲状腺肿大、脚气、胎盘滞留、痔疮、足踝肿痛、癫痫、滞产等。正坐垂足着地或俯卧，当外踝尖与跟腱之间的凹陷中，按之酸痛明显处即是昆仑穴。

被广泛应用于临床的止痛要穴

昆仑穴是膀胱经水的高源，只要此处经水通达便不会发生疼痛。昆仑又属五输穴之经穴，"所行为经"，故而在临床上应用范围广泛。

本穴为足太阳膀胱经的经火穴，太阳主表，故本穴具有疏散风热、清头目、开鼻窍之功，主治头痛、目眩、鼻出血等。本穴位居足跟，具有舒筋活络、通利关节、祛风除湿、散寒止痛之功，主治项强、肩背拘急、腰痛、脚跟痛等。

拨动昆仑，按揉承山，腰背不痛

昆仑穴和承山穴都是足太阳膀胱经上的要穴，两者配合，可有效治疗腰背疼痛，尤其对劳累或运动过度造成的腰背酸痛有奇效。

　　劳累或运动过度造成的腰背疼痛一般由肌肉紧张、经络不畅、气血不通所致。刺激膀胱经上的这两个穴位，可"化血为气"，疏通经络，缓解机体紧张状态，改善症状。

❧ 现代医学新用法

　　现代医学常用于治疗：运动系统疾病，如膝关节炎、膝关节周围软组织疾病、踝关节扭伤、下肢瘫痪；神经系统疾病，如坐骨神经痛、神经性头痛；其他，如内耳性眩晕、高血压、甲状腺肿大、脚气、佝偻病、胎盘滞留、痔疮出血。

❧ 功效指压

　　被施术者俯卧位，施术者用拇指指腹点揉昆仑穴。点揉的力度要均匀、柔和、渗透，使力量深达深层局部组织，以有酸痛感为佳。

　　每天早晚各一次，每次点揉3～5分钟，两侧昆仑穴交替点揉。

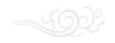

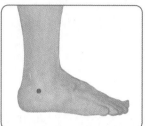 申脉穴——矫正外八步态的穴位

申，与"伸"通，含屈伸
跷脉之意；脉，指阳跷
脉。穴通阳跷脉，为阳跷所生
也，擅长治疗筋膜拘急、屈伸
不利等病症，故名申脉。

正坐垂足着地或仰卧
位，在外踝直下0.5寸，前后有筋，上有踝骨，下有软
骨，其穴居中。

纠正不良走路姿势

在生活中，每个人走路的姿势各异，大多属于正常的
范围，但是有一些较严重的畸形走路姿势，属于不正常的
范围。

那些很不雅观的走姿，应予以矫正，比如内八步态、
外八步态、"O"形腿、"X"形腿等。在中医经络学中，
按揉相应的穴位，可以矫正这些不良的走路姿势。

比如：坚持按揉申脉穴，可以矫正外八步态。申脉穴
位于足外踝高骨正下方的凹陷处，是阳跷脉发出的穴位。
阳跷脉走行于身体的外侧，向上到眼睛的内侧角，如果阳
跷脉出现问题而痉挛，就会导致外八步态。不仅如此，申
脉穴还能治疗头痛、眩晕，以及失眠、癫痫等。

🦋通经络，利关节

申脉穴为八脉交会穴之一，通于阳跷，阳跷为病，阳缓而阴急，故本穴有通经络、祛风寒、利关节之功，主治腰痛、足胫寒、不能久坐等。

🦋宁心安神，通络止痛

本穴归足太阳膀胱经，膀胱经经于脑，脑为元神之府，故有宁心安神、化痰定志之功，主治癫狂、痫证、失眠等。太阳经又主表，故本穴还有清热疏风、通络止痛之功，主治头痛、眩晕、项强等。

🦋现代医学新用法

现代常用于治疗：神经系统疾病，如头痛、脑脊髓膜炎、内耳性眩晕、坐骨神经痛、精神分裂症；运动系统疾病，如下肢瘫痪、关节炎、踝关节及其周围软组织扭伤；其他，如肠炎、脑血管病后遗症。

🦋功效指压

被施术者仰卧位，施术者用拇指指腹点揉申脉穴。点揉的力度要均匀、柔和、渗透，使力量深达深层局部组织，以有酸痛感为佳。

每天尽量做到早晚各一次，每次点揉3～5分钟，两侧申脉穴交替点揉。

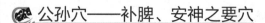

公孙穴——补脾、安神之要穴

公孙穴位于脾经上，且联络足阳明胃经，通冲脉，是八脉交会的要穴。具有补脾和胃、调心安神的功用，可治疗胃痛、痢疾等胃肠疾病和心烦、失眠等神经系统疾病。

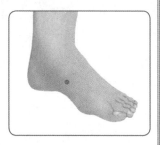

此穴位于脚内侧，第1跖骨基底前下方的凹陷中，赤白肉际处。

调理公孙，补脾化瘀

人体内的十二经中，只有冲脉可涵养这十二经的全部气血，因此调理冲脉便可全面疏导十二经气血。公孙穴通冲脉，对舒筋、引血、行瘀有重要作用。通过按压公孙穴消除血气阻滞的方法是：找准穴位，以拇指稍用力按压，以有明显酸胀感为度。

刺激公孙，改善便秘

中医认为，便秘可以与脾、肾虚弱，寒邪内生或外侵有关。脾、肾阳气不足，气血运行不畅，便会在体内滋生虚火，形成内结。公孙穴通冲脉，以掐按等方法强刺激此穴可疏导全身血气，改善脾虚肾弱，滋阴降火，加快小肠蠕动，从而改善便秘。按摩公孙穴的具体方法：用对侧拇指指尖掐按公孙穴1分钟，再顺时针方向揉按2分钟，以局部有酸胀感为度。

按摩公孙，消除感冒

对风寒感冒造成的胃部不适、头痛、咽痛，可通过温和按摩公孙穴来治疗。由于"脾"主升，而风寒引起的虚火燥气沉降，燥气过多沉降在胃部，脾经的气自然就提升不上去，便会出现胃部不适和上述症状。

按摩公孙穴，可消除胃火，补益脾气，改善胃部不适和其他感冒症状。

具体方法：取坐位，用拇指指端顺时针方向按揉公孙穴2分钟，再点按30秒，以局部酸胀为度。

刺激公孙，缓解痛经

冲脉起于胞宫，胞宫是人体涵精纳血的地方，因此，与女性行经有重要关系。公孙穴通冲脉，以重力掐按行泻法强刺激此部位，可改善女性经期血气运行，消除寒滞引起的气血不畅，缓解疼痛。配合刺激关元穴，同时调节任脉和冲脉，效果更佳。

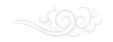

太白穴——保护脾脏，祛除脾虚

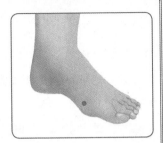

太，大也，始也。穴属脾经土穴，土生金，金色白，穴为金气始。又太白为星座名，即金星，亦含土能生金之意，故以名之。正坐垂足，在第1跖骨小头后下方取穴。

按揉太白穴，远离脾虚烦恼

此穴集脾经的原穴与腧穴于一身，不但能治疗上述脾功能异常时出现的症状，而且能治疗身体困重疼痛，是脾经上的重要穴位。

按揉太白穴，治疗脾胃疾病

太白穴为脾经原土穴，善治疗脾胃病，具有健脾益气、理气和胃、降逆止呕、祛湿止泻、消食化滞、通腑泄热之功效，主治胃痛、呕吐、腹胀、泄泻、肠鸣等。

功效指压

两腿盘坐，以一手拇指指腹点揉太白穴。点揉的力度要均匀、柔和、渗透，使力量深达深层局部组织，以有酸痛感为佳。早晚各一次，每次点揉3～5分钟，两侧太白穴交替点揉。

隐白穴——经期量多，隐白最有效

坐 位垂足或仰卧，于足大趾趾甲内侧缘线与基底部线之交点处取穴。

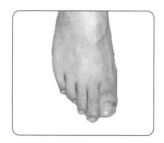

统摄血液的大穴

隐白穴为足太阴脾经的井穴，在月经间隔期经常掐按，坚持一段时间，就会消除经期量多的烦恼。该穴不但对妇科出血有效，对便血、尿血等慢性出血证也有特效。

现代医学新用法

现代医学常用于治疗五官科疾病，如牙龈出血；神经系统疾病，如精神分裂症、神经衰弱、休克、小儿惊风、昏厥；消化系统疾病，如消化道出血、腹膜炎、急性胃肠炎。

功效指压

两腿盘坐，以一手拇指指尖掐按隐白穴。掐按的力度以能耐受为度，注意不要掐破皮肤。

每天尽量做到早晚各一次，每次2～3分钟，两侧隐白穴交替掐按。

解溪穴——保护踝关节的卫士

正 坐垂足或仰卧位取穴，足部背伸时，在踝关节上方可见两个明显绷起的大筋，在两大筋之间，按之酸痛明显处即为本穴。

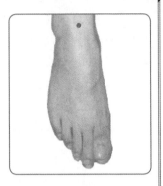

立竿见影，缓解扭伤疼痛

踝关节扭伤后，有什么办法可以缓解疼痛呢？在踝关节背侧有一个大的凹陷处，是足阳明胃经的经穴——解溪穴，当踝关节扭伤时，按揉这个穴位，可以起到立竿见影的缓解作用。

刺激解溪穴，清火去热

本穴为足阳明胃经火穴，是经气所行之处，具有泻胃火、清头目、通络止痛之功，主治头痛、眩晕、眉棱骨痛、头面水肿、目赤等。如《针灸大成》载本穴治头风、面赤、目赤、眉棱骨痛不可忍。

现代医学新用法

现代医学常用于治疗：神经系统疾病，如癫痫、精神病、腓神经麻痹；运动系统疾病，如踝关节周围组织扭伤、足下垂；其他，如高血压。

🐲 内庭穴——牙痛的克星

正 坐垂足或仰卧位，当第2、第3趾间缝的纹头上，按之酸痛明显处。

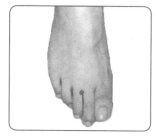

🦋 按揉内庭穴，牙痛不再来

此穴是足阳明胃经的荥穴，"荥主身热"，荥穴尤其善于治疗热证，故内庭穴对于胃火引起的牙痛疗效卓著。对于胃火引起的五官热性病症，比如咽喉肿痛、鼻衄等，以及胃肠炎导致的吐酸水、腹泻、痢疾、便秘等都属于该穴的治疗范围。

🦋 现代医学新用法

现代医学常用于治疗：五官科疾病，如牙痛、牙龈炎、扁桃体炎；消化系统疾病，如胃痉挛、胃炎、急性肠炎。

🦋 功效指压

在按压时，坐位屈膝，腰部前倾，用拇指指腹点揉内庭穴。点揉时的力度要均匀、柔和、渗透，不能与皮肤表面形成摩擦。

每天早晚各一次，每次2～3分钟，两侧内庭穴同时或交替点揉。

足临泣穴——呵护女性的脚上穴位

临，含上对下之意；泣，肝之液，肝开窍于目。此穴为足少阳之腧穴，属木，应肝，其气上通于目，主治目疾。穴临于足，又与头临泣相对应，故名足临泣。该穴出自《灵枢·本输》的"注于临泣"。

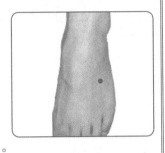

正坐垂足或仰卧位取穴，第4跖趾关节的后方，按之酸痛明显处。

女性的守护神

足临泣与头临泣一样，都能够治疗偏头痛、目赤肿痛等胆经疾病。此外，由于足临泣还与带脉穴相通，而带脉是专门呵护女性、预防和治疗各种妇科疾病的经脉，所以该穴对妇科疾病有很好的治疗、调理作用。如果月经推迟或提前到来，都可通过按揉足临泣使月经恢复正常。

平肝息风，调和气血

本穴归于足少阳胆经，具有疏肝利胆、理气活血、利胁止痛、通乳络、消痈肿之功，主治胁肋痛、乳痈、瘰疬、中风偏瘫等。

❧ 按揉足临泣，清肝明目

足临泣穴为八脉交会穴之一，通于带脉，具有平肝息风、清肝明目、通络止痛之功，主治头痛、目眩、目外眦痛等。

❧ 按揉足临泣，防中风

足临泣穴为胆经腧穴，故有祛风除湿、舒筋活络、调和气血、祛瘀止痛之功，主治中风偏瘫、痛痹不仁、足跗肿痛等。

❧ 现代医学新用法

现代医学常用于治疗：精神系统疾病，如头痛、眩晕、中风瘫痪；生殖系统疾病，如月经不调、胎位不正、乳腺炎；五官科疾病，如耳聋、结膜炎、泪囊炎；运动系统疾病，如腰肌劳损、足扭伤；其他，如肺结核、吐血、腋淋巴结炎。

❧ 功效指压

坐位屈膝，腰部前倾，用拇指指腹点揉足临泣穴。点揉时的力度要均匀、柔和、渗透，值得注意的是，按摩的时候不能与皮肤表面形成摩擦。

每天早晚各一次，每次2～3分钟，两侧足临泣穴同时或交替点揉。

侠溪穴——火气大了取侠溪

侠，通"夹"；溪，喻穴外沟陷。穴在第4、第5趾夹缝间，故名侠溪。该穴出自《灵枢·本输》的"溜于侠溪"。取正坐垂足着地，于足背第4、第5趾趾缝端取穴。

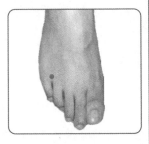

按揉侠溪，泻肝胆之火

本穴为足少阳胆经荥水穴，荥主身热，水性寒凉润下，故本穴有清泻肝胆实火、疏散少阳风热、清头目、利官窍、消肿止痛之功，主治头痛、眩晕、耳鸣、耳聋、目赤肿痛、颊肿等。

现代医学新用法

现代医学常用于治疗：神经系统疾病，如中风、高血压、中风瘫痪；生殖系统疾病，如月经不调、乳腺炎；运动系统疾病，如坐骨神经痛、肋间神经痛、足扭伤。

功效指压

坐位屈膝，腰部前倾，用拇指指腹点揉侠溪穴。点揉时的力度要均匀、柔和、渗透，不能与皮肤表面形成摩擦。早晚各一次，每次3～5分钟，两侧侠溪穴同时点揉。

足窍阴穴——脚上的五官科大夫

正坐垂足或仰卧位，于第4趾爪甲外侧缘与基底部各作一线，两线交点处取穴。

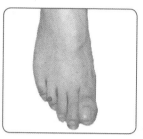

掐按足窍阴，应对突发性耳鸣、耳聋

耳鸣、耳聋、头痛、眼睛肿痛发红、咽喉肿痛等，这些症状往往都是急性的。用指甲掐按足窍阴穴，越是掐按得及时，这些头面五官的症状就越容易消除。

现代医学新用法

现代医学常用于治疗：神经系统疾病，如眩晕、高血压；生殖系统疾病，如月经不调、胎位不正、乳腺炎；五官科疾病，如结膜炎；运动系统疾病，如肋间神经痛、足扭伤。

功效指压

坐位屈膝，腰部前倾，用一手拇指指尖掐按对侧脚的足窍阴穴。掐按的力度以能耐受为度，注意不要掐破皮肤。每天早晚各一次，每次3～5分钟，两侧足窍阴穴交替掐按。

至阴穴——预防和纠正胎位不正

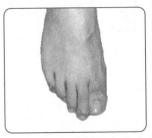

至，指到达；阴，指足少阴。穴在足小趾端，足太阳脉气由此交接足少阴肾经，故名至阴。该穴出自《灵枢·本输》的"膀胱出于至阴"，又叫独阴。

正坐垂足着地或仰卧位，于足小趾趾甲外侧缘与基底部各作一线，两线交点处即是。

✿ 按摩至阴，疏散风热

至阴穴具有疏散风热、清头目、开鼻窍之功效，主治头痛、目痛鼻塞、鼻出血等。本穴还有清热通络之功，用于治疗足下热。

✿ 现代医学新用法

现代医学常用于治疗：神经系统疾病，如脑出血、脑血管病后遗症；五官科疾病，如结膜充血、角膜白斑；其他，如尿潴留、遗精。

✿ 功效指压

被施术者仰卧位，施术者用拇指指尖掐按至阴穴。掐按的力度以能耐受为度，注意不要掐破皮肤。每天早晚各一次，每次2～3分钟，两侧至阴穴交替掐按。

🦎 大敦穴——护理肝经和肝脏有奇功

敦，厚也。在足大趾端，喻其趾端敦厚；又穴当厥阴之初，厥阴根于大敦，穴处脉气聚结至博至厚，故称为大敦。

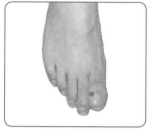

正坐伸足或仰卧位，从大脚趾趾甲外侧缘与基底部各作一线，于交点处取穴。

🦎 护理肝经有奇功

大敦穴是足厥阴肝经的首穴，是肝经经水发出的穴点。该穴对于肝经经络出现的疾病以及肝脏本身发生的疾病都具有治疗作用。掐按大敦穴，具有保健肝经的作用。

🦎 现代医学新用法

现代医学常用于治疗：妇科疾病，如功能性子宫出血、月经不调、子宫脱垂；泌尿系统疾病，如膀胱炎、前列腺炎、睾丸炎、遗尿、腹股沟嵌顿疝等。

🦎 功效指压

两腿盘坐，以一手拇指指尖掐按对侧大敦穴。掐按的力度以能耐受为度，注意不要掐破皮肤。每天早晚各一次，每次2～3分钟，两侧大敦穴交替掐按。

行间穴——肝火旺时选行间

行，循行，穴在第1、第2趾趾间缝纹端，喻脉气行于两趾之间，而入本穴，故名行间。正坐或仰卧位，于足背第1、第2趾趾缝端凹陷处取穴。

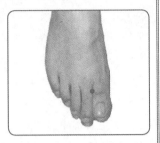

按揉行间泻肝火

肝火旺时，人很容易发怒，大怒甚至会导致肝火上冲于头部，出现头痛、眩晕；上冲于眼睛出现目赤肿痛、目眩、青盲；上冲于耳出现耳鸣、耳聋；上冲于口出现口歪。本穴为足厥阴肝经荥火穴，荥主身热，故有清泻肝胆实火、利头目之功，主治头痛、目赤痛、眩晕、失眠等。

现代医学新用法

现代医学常用于治疗：妇科疾病，如功能性子宫出血；神经系统疾病，如神经衰弱、癫痫、失眠；消化系统疾病，如便秘、胃炎；泌尿系统疾病，如膀胱炎、睾丸炎。

功效指压

两腿盘坐，以一手食指指尖掐按行间穴。掐按的力度以能耐受为度，注意不要掐破皮肤。每天早晚各一次，每次2~3分钟，两侧行间穴交替掐按。

太冲穴——治疗肝病的首选穴位

太冲穴有消肝理气、平肝泄热、舒肝养血、清利下焦的功用，主治肝病。常用于治疗头痛、目赤、高血压、遗尿、月经不调、下肢麻痹、脚肿、中风、呕吐、小儿惊风、中风等症。太冲穴是肝经原穴，又是足厥阴肝经的腧穴，太冲穴位于足背侧，第1、第2跖骨结合部的凹陷处，取穴时取正坐垂足或仰卧位。

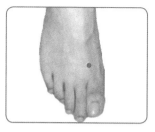

按揉太冲，清肝消气

太冲是肝经原穴，刺激此穴有助于打通整条肝经的经脉，起到理气消肝、增强体内血气供应、疏通郁结、平息内火的作用。具体方法如下：将拇指或食指置于太冲穴上，施力按揉，力度以有酸胀感为宜。

临床证实，急性肩肘损伤后，太冲穴会有明显的压痛感，一边刺激该穴，一边让患者适度活动肩部关节，可起到立竿见影之效。

功效指压

用拇指或中指指腹点揉太冲穴。点揉的力度要均匀、渗透，以有酸痛感为佳。早晚各一次，每次点揉3～5分钟，两侧太冲穴交替点揉。

涌泉穴——强肾第一要穴

涌泉穴，又名"地冲穴"，属木，是肾经第一穴。涌泉，顾名思义，就是水如泉涌，不过此处涌动的是生命活力之水，也是人体的肾脏反射区，直接反映肾脏功

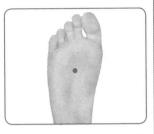

能的变化。仰卧或俯卧位，五趾跖屈，屈足掌，当足底掌心前面正中之凹陷处取穴。

为生命活力之源

　　人体的穴位不仅功用玄妙，其分布结构更是奇妙、独特、有趣。人体上，另有一处穴位，与涌泉穴遥相呼应，这就是立于肩上的"肩井"穴。

　　肩井穴，与足底的涌泉穴形成一条直线，二穴一"井"一"水"，上下呼应，从"井"上就可直接俯瞰到"泉水"。涌泉穴在足底制造一个强大的气场，与肩井穴协同作用，共同维护人体生命活动。

推按涌泉穴，强身长寿

　　涌泉穴是人体两大"长寿穴"之一。涌泉穴与脏腑、经络有密切关系，是病灶的反射区，可以通过刺激此穴，达到防治疾病的目的。推按涌泉穴，可由下到上地调节肾、肾经及全身。由此可见，涌泉穴调节人体各大系统，

有整体保健的功用，长期按摩"涌泉穴"，可达到延年益寿的目的。具体推按方法：用左手小鱼际肌部推搓右足涌泉穴，交替进行。用力宜重，手贴足心皮肤，频率宜快，推按的距离可稍长一些。

此外，擦和点揉涌泉穴也可以起到同样的效果，具体操作方法如下：擦法，操作时，手臂用力，以手掌作用于涌泉穴，擦热后用掌心焐一下，再接着擦，反复2～3分钟。点揉法，两腿盘坐，以拇指指腹点揉涌泉穴。点揉的力度要均匀，以有酸痛感为佳。早晚各一次，每次点揉3～5分钟，两侧涌泉穴交替点揉。

❀ 现代医学新用法

现代常用于治疗：神经系统疾病，如昏迷、小儿惊风、癫痫、休克、中风昏迷、癔症、神经衰弱、精神病、头痛、失眠、眩晕、晕车、晕船、中暑；泌尿生殖系统疾病，如遗尿、尿潴留、肾炎、阳痿等。

❀ 功效指压

涌泉穴常见的保健手法有：推、揉、摩、敲、踩。其中最简单也最易操作的方法是踩。此外，也可以坐在椅子上，用脚底转动球状物，达到按摩涌泉穴的目的。此外，用手指压涌泉穴，可辅助脑出血后的康复，还可治疗须发早白。

10分钟快速祛病
一用就灵治病特效穴

文图提供

北京阳光图书工作室

视觉中国

封面设计

周正

天天健康